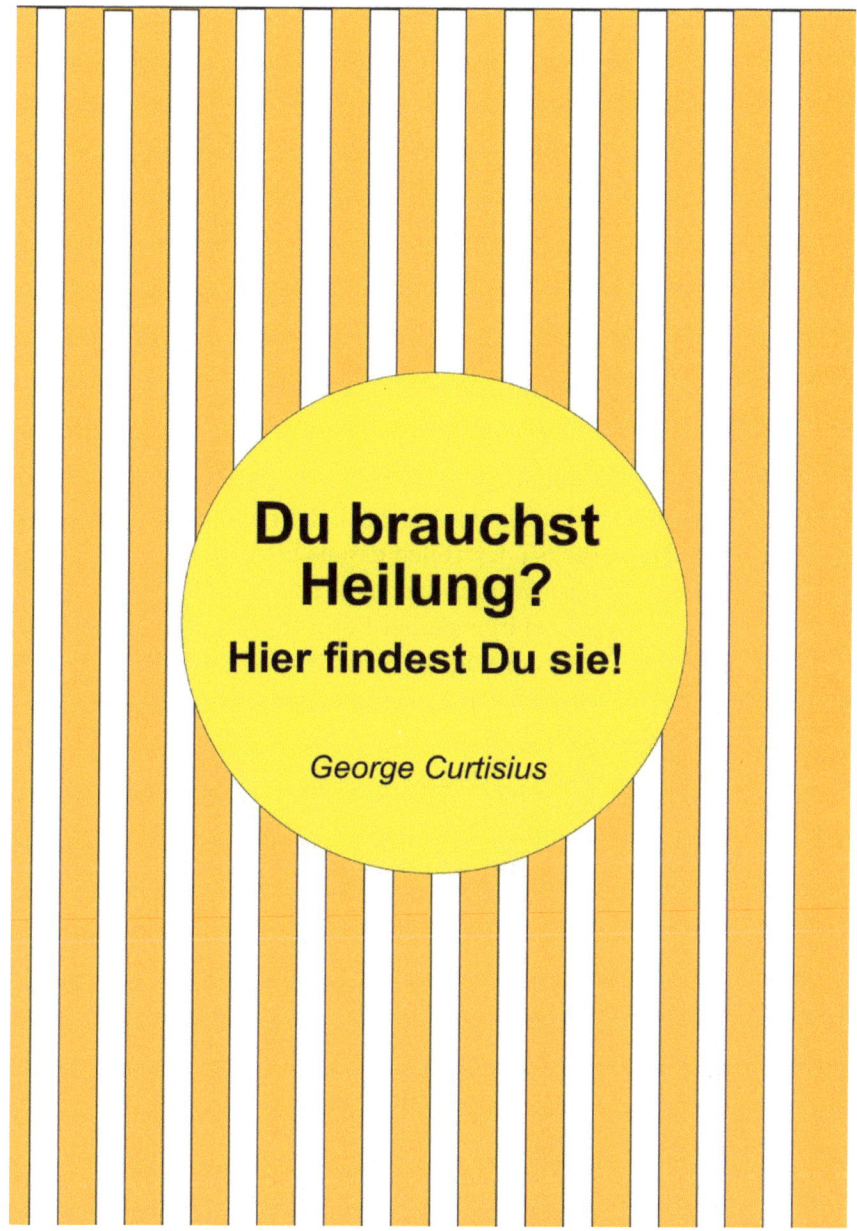

Du brauchst Heilung?

Hier findest Du sie!

George Curtisius

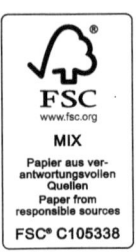
Bibliografische Information der Deutschen Nationalbibliothek: Die Deutsche Nationalbibliothek verzeichnet diese Publikation in der Deutschen Nationalbibliografie; detaillierte bibliografische Daten sind im Internet über dnb.dnb.de abrufbar.

Herstellung und Verlag:
BoD – Books on Demand, Norderstedt
ISBN: 9783756844463

Widmung

Ich widme mein Buch zuerst allen Menschen, die mit viel Energie und Hingabe unser Gesundheitssystem am Laufen halten, so dass alle Kranken die benötigte Behandlung erhalten können.

Ich widme dieses Heilungs-Buch aber auch allen Wissenschaftlern und Innovatoren, die auf dem Gebiet der alternativen Medizin Geräte und Methoden entwickelt haben, die den Menschen Linderung bis sogar Heilung von Beschwerden ermöglichen, so dass das staatliche Gesundheitssystem ergänzt wird, wo Kranke das bevorzugen.

Ich widme dieses Heilungs-Buch allen Kranken, die den Mut haben, Linderung und Heilung außerhalb der Schulmedizin mit Hilfe alternativer Medizin zu suchen.

Die Erlöse für Bücher von George Curtisius werden von ihm gespendet für die Welthungerhilfe und Unicef.

Inhaltsverzeichnis

Vor-Vorwort

Im Leben, in Bezug auf Gesundheit und Erfolg, hängt alles von der entscheidenden Frage ab: "Glaube ich an das, was ich tue, was ich will?"

Wenn ich nicht daran glaube, kann es nicht gelingen. Wenn ich an eine Heilungsmethode herangehe mit der Einstellung: "Ich kann mir schlecht vorstellen, dass es mir helfen soll. Aber ich kann es ja mal probieren!", dann wird wohl keine Heilung eintreten. Der Mensch ist von Zweifel erfüllt, nicht engagiert, nicht fokussiert, seine Energien sind zerstreut. So ist Erfolg nicht möglich.

Ein fiktives Beispiel, etwas überspitzt: Mir bringt ein Bekannter ein pharmazeutisches Medikament X, das er für mich von der Apotheke geholt hat. Er sagt dazu: "Ich habe gerade im Internet gelesen, dass viele Anwender sich beklagt haben, dass das Medikament X nicht wirke. Aber nimm es ruhig, probiere es, vielleicht hilft es dir ja doch"

Mit welcher Einstellung werde ich wohl das Medikament einnehmen? Bin ich nicht voller Zweifel? Es wird tatsächlich nicht wirken. 2 Tage später kommt mein Bekannter und sagt: "Ich hatte mich geirrt., hatte etwas verwechselt." Aber auch nach dieser Richtigstellung wird das Medikament X nicht wirken.

"Der Glaube kann Berge versetzen!", so haben wir es gelernt.

VORWORT

Viele Menschen leiden unter körperlichen Beschwerden, meistens wenn sie das Alter von 50 bis 60 Jahren überschritten haben.

Weit verbreitet ist, dass die Menschen Bluthochdruck haben, an Krebs leiden oder Rheuma, Diabetes II, Schmerzen in der Hüfte, im Kniegelenk und in der Schulter sowie im Lumbalbereich. Dann beginnt der Marathon zu Hausarzt, Fachärzten und Physiotherapeuten, ggfs. noch ins Krankenhaus zu Operationen. Früher hatte ich mich immer gewundert, warum die Senioren*innen so viele Termine haben. Inzwischen weiß ich von dem Ärzte-Marathon in meinem Bekanntenkreis.

Viele Menschen nehmen Blutdrucksenker, Cholesterinsenker, Magensäureblocker usw. sowie die üblichen Schmerzmittel. Das ist nicht zu kritisieren. Es ist sehr zu begrüßen, dass die Schulmedizin viele Möglichkeiten bereithält, mit denen man den Kranken helfen kann wieder schmerzfrei und ohne Einschränkungen zu leben.

Leider haben viele chemisch-pharmazeutische Mittel viele Nebenwirkungen, die sich nach längerer Zeit als neue Krankheiten zeigen können.

Mein Lebensprinzip ab einem höheren Alter war, wenn immer möglich, mich von chemischen Medikamenten unabhängig zu machen. Das wird bei vielen schwer erkrankten Menschen nicht oder nicht immer möglich sein. Mein Buch wendet sich daher an Menschen, die von der alternativen Medizin, einer Medizin ohne Nebenwirkungen, profitieren können. Ich berichte hier - von wenigen Ausnahmen abgesehen -, nicht über Theorien, sondern über meine eigenen Erfahrungen mit den verschiedensten Methoden der Alternativmedizin.

Über den Autor

Der Name des Autors ist ein Pseudonym. Der Autor wurde in Berlin geboren. Er studierte an der Technischen Universität Berlin-Charlottenburg Betriebswirtschaft. Nach der Sammlung einiger Berufserfahrungen war er in international renommierten Unternehmen als Manager tätig, zum Teil auf Geschäftsleitungsebene.

Später arbeitete er als Unternehmensberater mit dem Schwerpunkt, in Unternehmen die Gesundheit von Mitarbeiterinnen und Mitarbeitern zu fördern.Während seiner aktiven Berufszeit schrieb er drei Fachbücher und veröffentlichte mehr als 120 Fachartikel. Er hielt Fachvorträge auf Kongressen.

Der Autor lebt seit vielen Jahren im Süden von Bayern.

Bitte um Vergebung

Ich habe als Autor dieses Buch nach bestem Wissen und Gewissen verfasst auf der Basis der Informationsquellen, die mir zur Verfügung standen und vor allem aufgrund eigener Erfahrungen. Darauf habe ich meine Schlussfolgerungen, Behauptungen und Meinungen aufgebaut. Falls dieses Buch trotz größter Sorgfalt Fehler oder Unwahrheiten oder unberechtigte Meinungen und Behauptungen enthält, die gegen Gottes Gesetze verstoßen, bitte ich alle Leserinnen und Leser um Vergebung dafür.

Meine Erklärungen zur Heilung stellen keine Anleitung für Leser*innen dar. Sie sind nur Hinweise, was man machen könnte. Ich schildere hier meine eigenen Erfahrungen. Wer meine Erfahrungen ohne ärztliche Beratung und Begleitung für sich anwendet, tut dies auf eigene Gefahr. Ich übernehme keine Haftung für die Übertragung meiner Heilmaßnahmen auf Leserinnen und Leser in ihrer persönlichen Situation. In seinem Buch bezieht sich der Autor als gläubig gewordener Mensch oft auf Gott. Man kann Alternativmedizin aber auch anwenden, ohne gläubig zu sein.

PHYSISCHE UND GEISTIGE HEILUNG

Diese Kapitel enthalten Berichte über eigene Erfahrungen mit alternativen Heilweisen. Leser*innen, die interessiert sind, eine oder mehrere der beschriebenen Heilverfahren für sich anzuwenden, sollten vorher ihren Hausarzt konsultieren, ob die Heilweise für sie geeignet ist. Ich kann keine Verantwortung dafür übernehmen, ob die bei mir erfolgreiche Heilweise auch bei anderen Menschen positive Wirkungen zeigt oder eventuell sogar negativ wirkt.

Physische Heilung mit Alternativmedizin

Alle Menschen möchten gesund sein. Das ist auch ihr göttliches Recht. Im Reich Gottes gibt es keine Krankheit und keine Armut. Krankheit und Armut sind das Ergebnis falschen Denkens und Verhaltens, sagt Gott.

Krankheit und Gesundheit haben ihren Sitz im Kopf, im Gehirn. Warum tun wir uns also z.B. Krankheit an? Es ist wohl in der Regel unser Eigenwille, falsch zu empfinden, zu denken, zu reden und zu handeln, was dann in uns die Krankheit verursacht.

Die häufigste Art von Krankheiten sind Herz-Kreislauf-Erkrankungen. Wir ernähren uns mit „nicht artgerechter" Nahrung schreibt Dr. med. Spitzbart auf Facebook und auf Telegram in seinen diversen Beiträgen. Wer etwas für seine Gesundheit tun will, sollte die Beiträge (posts) von Dr. med. Spitzbart, einem deutschen Arzt mit Praxis in Salzburg, lesen.

Wer sich vegetarisch ernährt, hat keine Probleme mit Cholesterin, verklebten Adern, hohem Blutdruck und ähnlichem. Fleisch- und Wurstesser arbeiten sich mit ihrer Ernährung durch hohen Blutdruck an die Gefahr eines Herzinfarkts oder Schlaganfalls heran. Das ist bekannt, aber die Mehrzahl dieser Fleischesser ignoriert die Gefahr oder redet sie klein. Hier kann der Gottesgeist nicht helfen. Da helfen auch keine Gebete, wenn Gottes Wille (keine Tiere oder Teile von Tieren zu essen) missachtet wird.

Laut Studien zeigte sich, dass das Risiko für Dickdarmkrebs, Bauchspeicheldrüsenkrebs und Magenkrebs umso mehr ansteigt, je höher der Fleischkonsum ist. Der Verzehr von Wurst, Schinken und Pökelware führt zum höchsten Anstieg des Tumorrisikos. Zu viel tierische Fette zu essen, erhöht das Risiko für Brustkrebs und Prostatakrebs. Das sind nur einige Zitate zum Risiko des Fleischverzehrs.

Ich hatte in meiner Jugend, wie viele andere auch, geraucht. Dann wurde bekannt, wie gefährlich das Rauchen ist, z.B. mit dem Risiko des Lungenkrebses. Ich forschte nach und erkannte, sehr viele Raucher erkrankten an Krebs, wenige rauchten bis ins hohe Alter ohne an Krebs zu erkranken. Ich wusste nicht zu welcher Gruppe ich gehöre, der stabilen, gesund bleibenden Raucher oder der weniger stabilen krankheitsgefährdeten Raucher.

Ich ging auf Nummer Sicher und rauchte fortan nicht mehr!

Krebs

Die zweithäufigste Krankheit und Todesursache ist die Krebserkrankung. Dr. Otto Stemme schreibt in seinem Buch: „Physiologie der Magnetfeldbehandlung (Dr. Otto Stemme Verlag, München) auch einiges zur Krebszelle. Die Krebszelle ernährt sich wie eine normale Zelle auch von Sauerstoff, aber vorwiegend von Gärung. Seine Empfehlung zur Krebs-Prävention ist, auf genügend Zufuhr von Sauerstoff mit der O_2-Mehrschritt-Sauerstofftherapie nach Manfred von Ardenne zu achten und mit Magnetfeldbehandlung dafür zu sorgen, dass die Kapillaren mit sauerstoffgesättigtem Blut versorgt werden.

Im Internet kann man auch lesen, dass sich Krebszellen nur in einem übersäuerten Körper vermehren können, was die Gärung fördert. Wodurch wird der Körper übersäuert? Durch das Essen von Fleisch, Wurst und Käse, zum Beispiel. Kurt Tepperwein schrieb in einem Buch über Übersäuerung, dass man für ein gegessenes Steak von 200 g etwas mehr als 40 Liter Wasser trinken müsse, um die entstandene Säure über die Nieren auszuscheiden. Will man wissen, wie hoch die eigene Säurebelastung ist, misst man frühmorgens den Harn mit einem Indikatorpapier aus der Apotheke. Zeigt der Messtreifen weniger als pH 7 an, hat man zu viel Säure im Körper, sehr vereinfacht ausgedrückt. Richtigerweise kauft man sich ein Buch über Übersäuerung und verfährt bei den Messungen, wie dort angegeben. Meine Erfahrung ist, dass der Urin schon um 7 Uhr bei ca. pH 7,2 bis 7,4 liegen sollte.

Dr. med. Spitzbart schrieb am 04.April 2022 auf Telegram zum Schutz vor Krebs. Ich zitiere hieraus einige Feststellungen, zum Teil sinngemäß:

„Merke: Je höher der Kohlenhydrat- bzw. Zuckergehalt der Ernährung ist, desto steiler steigt die Krebsrate an". Im Gegensatz zu gesunden Zellen vergären Krebszellen Zucker zur Energiegewinnung und können sich so gut vermehren. „Ich behandele meine Patienten sehr erfolgreich mit dieser Methode des Zuckerentzugs. Auch für die Prophylaxe ist das wichtig. Zusätzlich optimiere ich das Immunsystem und arbeite mit hohen Dosen Vitamin C, Vitamin D und Selen. Achtung: B-Vitamine und Folsäure sind während der Krebsbehandlung tabu."

Ich empfehle, die Artikel von Dr. Spitzbart auf Telegram zu lesen, aber dabei immer zu prüfen, ob der Rat für einen persönlich nützlich ist.

Das sind alles Informationen, die auch krebskranken Menschen zur Verfügung stehen.

„Der Verzehr von Schweinefleisch ist der Gesundheit nicht zuträglich. Die Zellen von Schweinen sind den menschlichen Zellen sehr ähnlich und lagern sich deshalb im menschlichen Körper ein. Schweinefleisch ist voll von sogenannten „Sutoxinen", Gift- und Belastungsfaktoren, auf die man sogar süchtig werden kann. Beispielsweise kann es Juckreiz erzeugen aufgrund seines hohen Histamingehalts (Allergien). Histamin und Wachstumshormone können Entzündungsvorgänge einleiten, die Hormone zu Gewebewachstum führen (Adipositas). Dies ist nur eines von vielen Beispielen. Ich empfehle den ausführlichen Artikel von Dr. med. Manfred Reckeweg (www.manfred-wahl.de/reckeweg_schweinefleisch.pdf). Übrigens: auch sogenannte Kalbs- und Rindswurst enthalten Schweinefleisch." Auszug aus "WIE FREQUENZEN HELFEN KÖNNEN", von Dr. med. Jutta Mauermann. Die Broschüre ist (kostenfrei) zu bestellen auf www.alternativgesund.de.

Nachstehend ist ein Vortrag von Dr. h.c. Ulrich Knop zu lesen, den er 15.09.2001 in Ludwigshafen gehalten hat, im Rahmen eines Seminars zur Elektro-Therapie Charles Waldemar. Dr. h.c. Knop ist Akad.-Doz. für medizinische Bionik.

Gesundheitsgefahr durch Schweinefleisch – von Dr. h.c. Ulrich Knop

Schweine-Eiweiß unterscheidet sich nur durch eine Aminosäure vom Human-Eiweiß.
Isst man Schweinefleisch, so wird das Schweine-Eiweiß durch das Pfortader-
Lebersystem durchgeschleust wie Human-Eiweiß.

Betrachten wir die Entwicklung von der Zeugung eines Menschen an.
Die Placenta ist ein Filter und hat eine Stoffwechselfunktion. Das geborene Baby hat nur
reines Human-Eiweiß.

Die Thymusdrüse stellt 22 Fraktionen her. Sie geben 22 Immun-Antworten auf
Umwelteinflüsse. Diese Entwicklung ist abgeschlossen mit dem 14. bis 15. Lebensjahr.
Ab diesem Zeitpunkt ist der Körper immunologisch abgeschlossen. Die Thymusdrüse
verfettet dann. Das Immunsystem ist nun auf uns geprägt.

Wenn wir jetzt Schweineproteine in unseren Körper hineinbringen, indem wir
Schweinefleisch essen, kommt Fremdblut, Fremdeiweiß in unseren Körper. Nach der
Bibel ist das Kannibalismus.
Schweineproteine und Blutkonserven gehen durch die Blut-Hirnschranke und können
Parkinson und Alzheimer verursachen.

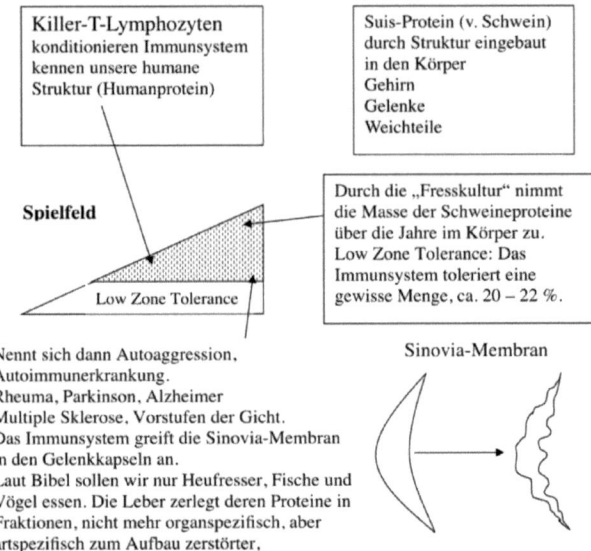

Killer-T-Lymphozyten
konditionieren Immunsystem
kennen unsere humane
Struktur (Humanprotein)

Suis-Protein (v. Schwein)
durch Struktur eingebaut
in den Körper
Gehirn
Gelenke
Weichteile

Spielfeld

Low Zone Tolerance

Durch die „Fresskultur" nimmt
die Masse der Schweineproteine
über die Jahre im Körper zu.
Low Zone Tolerance: Das
Immunsystem toleriert eine
gewisse Menge, ca. 20 – 22 %.

Sinovia-Membran

Nennt sich dann Autoaggression,
Autoimmunerkrankung.
Rheuma, Parkinson, Alzheimer
Multiple Sklerose, Vorstufen der Gicht.
Das Immunsystem greift die Sinovia-Membran
in den Gelenkkapseln an.
Laut Bibel sollen wir nur Heufresser, Fische und
Vögel essen. Die Leber zerlegt deren Proteine in
Fraktionen, nicht mehr organspezifisch, aber
artspezifisch zum Aufbau zerstörter,
beschädigter Funktionen.

Übersäuerung - Schmerzen

Übersäuerung kann auch Schmerzen verursachen.

Beispiel: Eines Tages klagte meine Nachbarin über heftige Schmerzen in ihren Füßen. Der Hausarzt hatte sie zu einer Spezialklinik in der 80 km entfernten Großstadt geschickt. Die Ärzte konnten ihr nicht helfen. Daraufhin war sie für 3 Wochen in einer Schmerzklinik (Enzensberg). Solange sie die täglichen Spritzen gegen die Schmerzen erhielt, hatte sie keine Schmerzen mehr. Aber zuhause waren die Schmerzen wieder da.

Ich empfahl ihr, ihre Übersäuerung zu überprüfen und Basenmittel (z.B. Basica, Dr.Jacobs Basenmittel, Bullrichsalz etc) einzunehmen. Schon nach kurzer Zeit der Entsäuerung waren ihre Schmerzen in den Füßen so gering geworden oder gar verschwunden, dass sie keine Bedeutung mehr für sie hatten und keinen Grund zur Klage.

Empfehlung auch aus eigener Erfahrung: Wenn Schmerzen auftreten, deren Ursache man sich nicht ohne Weiteres erklären kann, sollte man prüfen, ob der Körper übersäuert ist. Der Körper ist oft nicht allein vom Essen säureüberschüssiger Nahrung (z.B. Kuchen, Eis, Hülsenfrüchte usw.) übersäuert, sondern auch durch Stress. Letzteres trifft meist bei mir zu.

Jetzt hatte ich seit einigen Tagen heftige Rückenschmerzen, LWS 5/Kreuzbein 1, auch Iliosakralgelenk. Da half mir sofort meine Elektroakupunktur. Aber am nächsten Tag war der Schmerz wieder da, teils recht heftig. Meine Harnmessung, erst um 8 Uhr zeigte gute pH-Werte, um die 7,5. Die Messung war zu spät. Aber meine Rute, mein Biotensor, sagte mir, dass mein Körper übersäuert sei. Ich nahm mit meinem Müsli etwas Basica ein und mittags eine Basentablette. Die Schmerzen hatten daraufhin stark nachgelassen. Sie waren fast weg. Nun würde auch Elektroakupunktur, zweimal in der Woche, den letzten Rest der kaum noch spürbaren Schmerzen dauernd beseitigen.

Ich kann nicht sage, ob diese Vorgehensweise gegen alle Schmerzen hilft. Einige Tage lang ausprobieren, dann weiß man es. Gegen Schmerzen hilft nach meiner Erfahrung auch Magnetfeldtherapie, gezielt am Ort des Schmerzes, z.B. mit dem Metronom solar. Beschreibung folgt später. An meinem Iliosakralgelenk aufgelegt, einige Tage, und ich war völlig frei von Schmerz.

Frequenztherapie

Die Frequenztherapie nach Dr. Hulda Clark kann bei vielen Krankheiten Linderung, vielleicht auch Heilung bringen. Die

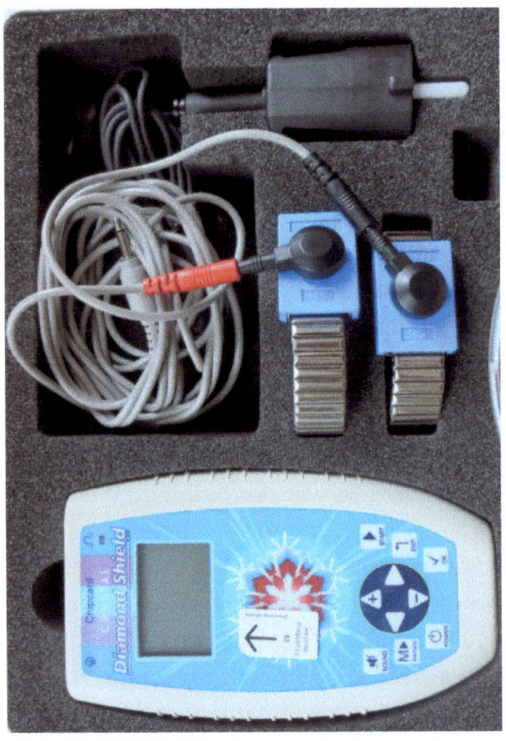

Dunkelfeldmikroskopie zeigt, dass verklumpte Erythrozyten – ähnlich wie Geldrollen miteinander verklebte Blutplättchen – nach 7 Minuten Zappen nicht mehr verklebt sind und durch feinste Kapillaren fließen. Die Fließeigenschaften des Blutes werden damit verbessert mit Aktivierung des Immunsystems, heißt es in dem Buch von Alan E. Baklayan: „Sanftes Heilen mit harmonischen Schwingungen". Zu bestellen bei www.mannyan.com.

Ich verwende einen Frequenzgenerator (von mannayan) mit diversen Chipcards gegen Katarakt (grauer Star), zur Entgiftung (Detox mit Aktivierung von Leber, Nieren und Darm), gegen Karies, wenn nötig gegen Grippe, kürzlich gegen Salmonellen und auch bei diversen anderen Wehwehchen, wenn sie auftreten. Beispiele aus eigener Erfahrung: Blase/Prostata, Magen (bei Magen-Problemen), Heliobacter (Virus im Magen), Gefäße (Reinigung von Ablagerungen), Lunge, HNO, Pilze, Nerven, Warzen, Zähne, Bio-energetische Blockaden, Lymphdrainage. Mit "Leber" hatte ich vor vielen Jahren mein Cholesterin gesenkt.

Die bei www.alternativgesund.de kostenlos erhältliche Broschüre „Wie Frequenzen heilen können" von Frau Dr. med. Mauermann listet eine Vielzahl von Chipcards auf für viele Heilungsmöglichkeiten.

Die Frequenztherapie schwächt Parasiten, Bakterien und Viren, sodass das Immunsystem sie leichter eliminieren kann. Beim Katarakt kann ich dank Frequenztherapie und dank pulsierender Magnetfeldtherapie (MFT) wieder besser sehen, sodass ich keine Augenoperation brauche und bei gutem Licht sehr kleine Schrift ohne Brille lesen kann.

Ziemlich regelmäßig benutze ich die Chipcards Katarakt, Gefäße, Nerven, Detox und Zähne, andere nach Bedarf.

Das Foto zeigt einen Ausschnitt aus dem Aufbewahrungskoffer mit dem Frequenzgenerator und den Armmanschetten als Elektroden. Auf das Gerät habe ich als Beispiel eine Chipcard gelegt, die normalerweise für die Behandlung in einen Schlitz am Kopf des Geräts eingesteckt wird.

Das Modell Diamond Shield Crystal bietet die Möglichkeit, mit einem Bauchgurt mit Hilfe von Frequenzen alle Meridiane auszugleichen. Das soll innerhalb von 8 Monaten erreicht werden. Damit würde Harmonie und Gesundheit erreicht werden. Es gibt offenbar Heilungsberichte. Wenn ich keine andere Möglichkeit der Heilung hätte, würde ich diesen Ausgleich der Meridiane nutzen.

Magnetfeldtherapie (MFT)

Die Firma AMS sagt auf ihrer Website von ihren MFT-Geräten, dass die pulsierenden Wechselfelder dem Körper zur Regulation verhelfen sollen, dass die von den Geräten erzeugten bioenergetischen Schwingungen Prozesse der Selbstheilung anregen sollen. Die Erklärungen von AMS sind einfach zu verstehen.

Die pulsierende MFT benutze ich seit vielen Jahren mit Erfolg. Die Wirkungsweise mit guten Heilerfolgen ist in dem schon erwähnten Buch von Dr. Otto Stemme sehr gut erklärt, aber schwierig zu lesen, es sei denn, man liest nur das, was man als Laie versteht, wie ich es tue. Dr. Stemme hat eine andere Erklärung für die MFT als Fa. AMS. Auf einen einfachen Nenner gebracht: Die MFT, pulsierend, mit wechselnden Frequenzen arbeitend, erhöht den Sauerstoffgehalt (Grad der Sauerstoffsättigung) im Blut. Anheizung des Stoffwechsels in von MFT betroffenen Gewebebereichen mit Öffnung von Kapillaren (kleinste Blutadern) und ganzen Kapillarnetzen. (lt. Dr. Stemme, S. 144). Die zelluläre Energiegewinnung wird oft durch die Sauerstoffzufuhr bestimmt und limitiert (S. 172). MFT verbessert die Durchblutung, die für viele Heilungsvorgänge wichtig ist. Dr. Stemme zeigt folgenden stichwortartigen Einsatzplan (S. 173) für die MFT:

Durchblutungsstörungen
Periphere Durchblutung Extremitäten
Migräne
Alterungsprozess – lokale Alterungserscheinungen
Alterung der Haut – verschlechterter Spannungszustand (Turgor) der Haut
Hautunreinheiten
Akne
Wundheilung – Stützgewebebildung
Knochenheilung
Arthritis - Polyarthritis

Rheuma

Arthrose

Körpereigene Abwehr

Krebs

- Therapie

- Prophylaxe

- Risikosenkung nach chirurgischer Tumorentfernung

Ich habe eine Theramag-Magnetfeldmatte, die ich vor Jahren als Zweitmatte preisgünstig gekauft hatte. Kosten heute ca. 500,00 €. Sie fördert allgemein die Durchblutung meines Körpers. Das ist besonders im Alter wichtig.

Experten streiten über die notwendige Feldstärke der MFT. Einige halten mindestens 2 mT (Milli-Tesla) für notwendig, andere glauben, dass mit geringen Feldstärken von 35 bis 50 Micro-Tesla und weniger für den Körper kleine Reize zur Neuorganisation (Regulierung von Funktionen) gesetzt werden sollen.

Ich habe seit 17 Jahren von Fa. AMS GmbH ein mobiles kleines MFT, das Metronom solar, mit nur sehr geringer Feldstärke (0,17 – 3,8 µT), Preis jetzt ca. 500 €. Ich stecke es morgens in meine Hemdbrusttasche zur Anregung der Thymusdrüse oder lege es auf den Solarplexus. Mit dem kleinen Gerät habe ich Muskelfaserrisse behandelt (Heilungszeit verkürzt), behandle erfolgreich meine Augen gegen Katarakt. Beseitige Schmerzen.

Das Metronom solar hat fünf Frequenzen fest einprogrammiert. Button „Sonne", mit automatischem Frequenzdurchlauf von ca. 1000 Hz absteigend bis ca. 1 Hz. Und Buttons für „Power", „Yin(Yang" (Ausgleich der Meridiane). „Mond" (beruhigend), „Handy" (Elektrosensibilität, Tiefenentspannung). Auf der Stellung Sonne durchläuft das Gerät die Frequenzen von Hulda Clark und Royal Rife, wirkt also als ein Zapper, wie der schon vorher beschriebene Frequenzgenerator. Die Rife-Frequenz von 1.000 Hz soll

Entzündungen entgegenwirken, die im Alter häufiger auftreten als in jungen Jahren. Die Wirkung als Zapper schwächt Parasiten, Bakterien und Viren, Pilze, sodass sie vom Immunsystem leichter eliminiert werden können. Im Gegensatz zum üblichen Zapper wirkt das Magnetfeld auch intrazellulär, ein Vorteil. Das Gerät wirkt also in der Stellung Sonne etwas anders als übliche MFT-Geräte.

In der Vergangenheit hat mich mein Metronom solar von Knieschmerzen befreit. Es kann auch gut Schulter-Schmerzen beseitigen, gegen die ich bisher mein MFT Pamatron einsetzte.

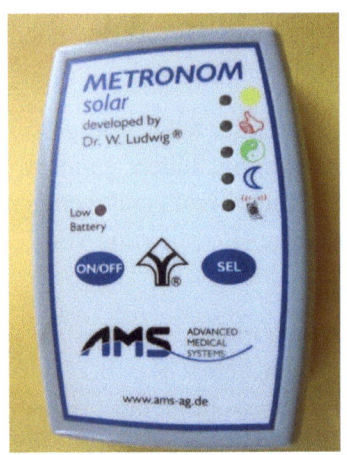

AMS verweist auf eine britische Doppelblindstudie, die mit dem Gerät Medicur (einem ähnlichen Gerät wie das Metronom solar) die Wirksamkeit von 7,8 Hz nach schulmedizinischen Kriterien bei Kniearthrose belegt hat.

Zurzeit behandle ich meine Ohren, damit sich mein Hörvermögen nicht verschlechtert, sondern eher verbessert. Mein Lehrer für Elektro-Akupunktur hatte mir das kleine MFT-Gerät von AMS empfohlen. Es half ihm viele Stunden mit dem Auto zu fahren, ohne Sekundenschlaf. Das gelang mir auch. Ich bin 2007 nach Berlin gefahren mit dem kleinen Gerät, war gut 6 Stunden unterwegs, ohne Sekundenschlaf!

Von der Fa. AMS, dem Hersteller des Metronoms solar, erhielt ich jetzt den nachstehenden Link:

https://www.ams-ag.de/grundlagen-magnetfeldtherapie/magnetfeldtherapie-und-bioinformative-medizin/qualitaetsmerkmale/magnetfeldstaerke.html

Aus dieser Website zitiere ich bruchstückhaft nachstehenden Text:

„Physiologische Ansprechschwelle

Das künstlich erzeugte Magnetfeld darf eine bestimmte **Intensität** weder unter- noch überschreiten.

Um dem Körper die vom Gerät erzeugte elektromagnetische Welle verständlich zu machen, ist es zunächst wichtig, dass die „**physiologische Ansprechschwelle**" erreicht wird.

Symbol und chin. Element	Frequenz	Anwendungsbeispiele
Erde	Frequenz-durchlauf 1000 - 1 Hz	**Basisprogramm** • Stabilisierung und Harmonisierung des Organismus • Unterstützung der Abwehr • Zapperfunktion durch die Oberwellen bis in den MHz-Bereich
Feuer	33 Hz	**anregend** • setzt Energie frei • nützlich bei Abgeschlagenheit, Müdigkeit, Erschöpfung, Energiemangel
Holz	7,8 Hz Hauptwert Schumann-frequenz	**ausgleichend / stabilisierend** • schenkt Kraft, fördert Ruhe, Ausgleich und Konzentration • die Schumannfrequenz ist unsere wichtigste „Wohlfühlfrequenz" • Energetisierung von wasserhaltigen Lebensmitteln, indem Sie das Gerät etwa eine Minute lang daneben legen
Metall	3,0 Hz	**beruhigend / entspannend** • begünstigt Entspannung und Schlaf, unterstützt bei Nervosität und Schlafstörungen
Wasser	1,2 Hz	**Elektrosensibilität** • unterstützt bei Sensibilität auf Elektrosmog • fördert Entspannung und Abwehrkräfte

Es ist so, wie wenn man Musik hören möchte. Wenn man den Lautstärkeregler komplett herunter dreht, ist die Musik nicht hörbar. Dreht man ihn nun langsam herauf, kommt man irgendwann an einen Punkt, an dem die Musik hörbar wird. Das ist die **„physiologische Ansprechschwelle"** – wir hören, wir „verstehen"."

Dazu ein weiterer Auszug:

„Für die Magnetfeldtherapie gilt also: Es muss lediglich die **physiologische Ansprechschwelle** erreicht werden – eine größere Intensität kann unter Umständen sogar kontraproduktiv wirken. Deshalb liegt die **Magnetfeldstärke** der von Dr. Ludwig entwickelten Geräte bei geringen 0,2 – 20 µTesla."

Der amerikanische Physiker R. Adey hat das an den Zellen von Kükeneiern untersucht.

Es ist wie bei vielen Dingen in der Wissenschaft. Es gibt laufend Behauptungen Was können wir glauben? Es gibt nur eine Lösung: selbst ausprobieren. Was dem einen hilft, kann dem anderen eventuell schaden oder es hilft nicht. Also vorsichtig experimentieren. Oder mit Hilfe des kinesiologischen Armtests, mit dem viele Heilpraktiker arbeiten oder mit der Einhandrute den Körper befragen, ob eine geplante oder angefangene gesundheitliche Maßnahme der eigenen Gesundheit förderlich ist. Aber es gilt wohl auch hier: „euch geschehe nach eurem Glauben (Mt 9, 29)".

Ich habe noch ein kleines MFT-Gerät (Marke Pamatron) mit Feldstärke von 1,2 mT. mit dem ich weit überwiegend mein rechtes Knie von Schmerzen als Folge eines Sportunfalls in 1957 befreie, in Verbindung mit wöchentlicher Elektro-Akupunktur. Das ist zu 99 % aller Tage wirkungsvoll. Leider existiert die Fa. Pamatron nicht mehr, weil der Inhaber verstorben ist. Im Internet dürfte es aber wohl auch andere mobile Geräte für pulsierende MFT geben.

Übrigens: ich habe gerade meinen Körper mit meiner Rute befragt: Antwort: meine beiden MFT-Geräte können meine rechte Schulter heilen.

Ich hatte an einem Tag am Schienbein starken Juckreiz. Üblicherweise trägt man eine Cortison Creme auf, welche die Durchblutung fördert und Entzündungen hemmt oder etwas Mikrosilber-Creme von Norma. Stattdessen befestigte ich mit dem Klettband mein Metronom solar am Schienbein mit Einstellung als Zapper gegen Bakterien, Viren usw. Nach 15 Minuten war der Juckreiz weg, ohne Chemie! MFT bremst auch Entzündungen.

MFT hilft auch gegen RSI (Repetitive strain injury), auch als Sekretärinnenkrankheit oder Mausarmkrankheit (oder Tennisarm) bezeichnet. Der Schmerz war im rechten Handgelenk. Nach 15 Minuten MFT-Behandlung waren die starken Schmerzen stark reduziert.

Die eigenen Erfahrungen sind immer am besten, wenn auch nicht immer gut. Folgende Erfahrungen sind ganz neu. Ich wusste von meiner ersten MFT-Matte von Pamatron, dass die Feldstärke im Kopfbereich reduziert war durch weniger Kupferspulen zur Übertragung der Magnetfelder. Von meiner Elektro-Akupunktur lernte ich, dass man im Kopfbereich nur mit sehr schwachem (unterschwelligem) Strom arbeiten soll. Trotzdem macht man Fehler. Ich verwendete mein MFT-Gerät von Pamatron mit Feldstärke 1,2 mT und Frequenz 10 Hz unter meinem Hinterkopf zur Verbesserung der Durchblutung meiner Ohren – abwechselnd mit dem Metronom solar.

Nach einer Woche oder etwas länger bekam ich Augenschmerzen. Anfangs konnte ich es mir nicht erklären, bis ich erkannte, dass für meinen Kopf die Feldstärke von 1,2 mT zu hoch ist. Ich verwende nun nur noch das Gerät Metronom solar, das sich bei Behandlung meiner Augen gegen Katarakt gut bewährt hatte.

Heute, an einem Samstag, traten plötzlich Zahnschmerzen am rechten Oberkiefer auf. Meine bisher bewährte Akupressur half nicht. Ich legte nun für 10 Minuten mein MFT-Gerät Metronom solar auf den schmerzenden Gesichtsbereich. Daraufhin war der Schmerz stark reduziert. Später legte ich das Gerät für 5 Minuten auf den locus doli.

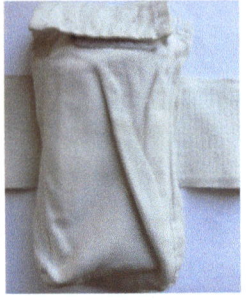

Jetzt waren die Schmerzen fast weg. Wenn ich Zeit habe, werde ich das Metronom solar noch einmal 15 Minuten auf den locus doli legen.

Das Metronom solar wurde mit einer Bandage geliefert. Hierzu habe ich mir von einer Schneiderin eine Tasche annähen lassen, damit das Gerät sicher befestigt ist und nicht von der Bandage herunterfallen kann. Lt. Hersteller soll man das Gerät auf die Thymusdrüse legen oder den Solarplexus.

Ich lege neuerdings das Metronom solar mit der Bandage auf meinen Solarplexus. Das tut meinem Magen und Darm gut.

Elektro-Akupunktur

Die Akupunktur mit Nadeln ist seit mehreren tausend Jahren als Heilungsmethode in China und später auch in Europa etabliert. Danach kamen findige Leute darauf, dass man die Akupunkturpunkte, anstelle sie mit Nadeln zu stimulieren, auch mit elektrischen Impulsen stimulieren kann.

Ich bekam Anfang 2001 eine Werbung, in der von dem Bioenergetiker Charles Waldemar berichtet wurde, dass mit seinem Elektro-Akupunktur-Gerät mit Frequenz von 10 Hz ein Behinderter bei Olympia erfolgreich war. Ich kaufte das Gerät – genannt EAW (für Elektro-Akupunktur Waldemar) damals für rd. 1.000 DM und habe es nie bereut. Leider gibt es die Vertriebsfirma Perseus (Charles

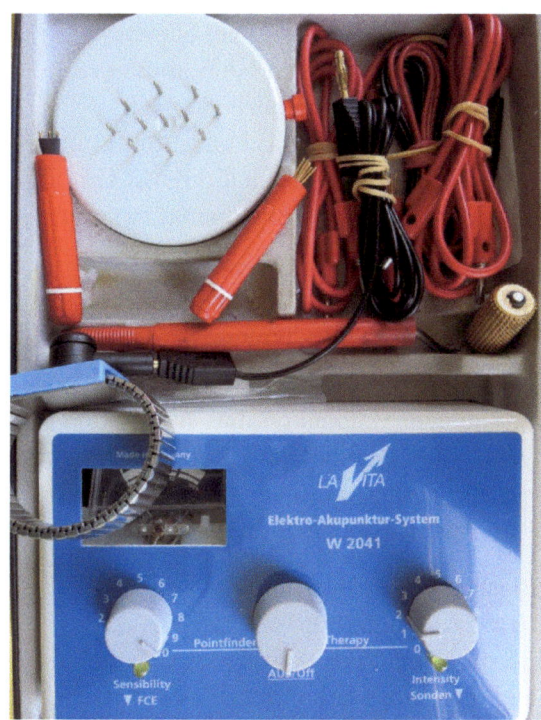

Waldemar), nicht mehr, weil die handelnden Leute verstorben sind, die Nachfolger in Rente sind.

Die ursprüngliche Herstellerfirma, AAM GmbH, 77995 Ettenheim, die das Gerät nach Vorgabe von Waldemar mit einer besonderen analogen Signalform für die Vertriebsfirma Perseus herstellte, hat nach Schließung der Firma Perseus das Gerät unter der Bezeichnung „Lavita DE 2041" (vorher Lavita W2041) nur noch in geringen Stückzahlen für langjährige Kunden produziert, ohne aktive Vermarktung. Die AAM GmbH, von der mein derzeitiges Gerät, „LAVITA W 2041" stammt, produziert leider das Gerät nicht mehr und so etwas Gutes gibt es zurzeit nicht als Ersatz, als Neuware, auf dem Markt. Das Besondere an dem Gerät sind die Elektroden, eine große 11-Stift-Elektrode für großflächige Behandlung, eine 7-Stift-Elektrode für Punkt-Behandlung und eine 3-Stift-Elektrode für Behandlung am Ohr und die Frequenz von 10 Hz. Wenn genügend Nachfrage da ist, würde die AAM GmbH das Gerät wohl wieder produzieren. Leider braucht man heutzutage in der EU für eine Zulassung als medizinisches Gerät ein teures wissenschaftliches Gutachten, was eine Produktion kleiner Stückzahlen unrentabel macht.

Geräte der ersten Generation von Waldemar kann man bei ebay kaufen. In Bezug auf den Kauf eines gebrauchten EAW muss man keine Bedenken haben. Ich habe ein E-Akupunkturgerät nach Waldemar für meine Füße (Reflexonator genannt) von Euronics in Kassel reparieren lassen. Vermutlich repariert auch die AAM GmbH solche Geräte. Zumindest hat sie mein Gerät schon einmal repariert.

Um mit der Elektro-Akupunktur nach Waldemar den maximalen Nutzen zu erzielen machte ich ein 2-tägiges Seminar. Später zeigte sich, dass ich von dem im Seminar Gelernten nicht den vollen Gebrauch mache, d.h. ohne Beachtung der 5-Elemente und mich nur auf die Bedienungsanleitung und den Akupunkturatlas stütze. Und es funktioniert gut. Richtigerweise muss man bei der Akupunktur immer beide Seiten eines Meridians, also rechts und links, behandeln. Das ist sehr zeitaufwendig, ist aber im Zweifel notwendig und hilfreich.

Ich benutze das Gerät inzwischen nicht immer mit dem in Büchern für Akupunktur vorgegebenem Programm mit vielen Akupunkturpunkten, sondern manchmal nur teilweise und manchmal nur mit Behandlung des jeweiligen locus doli (Ort des Schmerzes).

Der Einsatz des EAW hat mich von Trigeminusneuralgie befreit, einer sehr schmerzhaften Erkrankung. Ich habe mir die passenden Akupunkturpunkte aus dem mit meinem Gerät mitgelieferten Buch herausgesucht, und meine eigene Auswahl getroffen.

Die Elektro-Akupunktur half mir auch bei einem Hörsturz. Nach etwa 15 Jahren hatte ich meinen zweiten Hörsturz beim linken Ohr, bekam Infusionen bei einem Arzt im Nachbarort. Ein Jahr später hatte ich einen Hörsturz am rechten Ohr und verlangte von meinem Hausarzt am Wohnort Infusionen. Mein Hausarzt lehnte diese ab und verlangte, dass ich zuerst zu einem HNO-Arzt in der 20 km entfernten Stadt fahren sollte. Das wollte ich nicht. Ich behandelte mein rechtes Ohr mit meinem EAW-Gerät und mit Homöopathie und hatte das Problem schnell behoben.

1973 wurde ich in Stuttgart an der Bandscheibe operiert, LWS 4/5. Seit dieser Zeit habe ich immer mal wieder Schmerzen in dieser Region, eher wohl auch im Bereich des Iliosakralgelenks. Dann lege ich meine 11-Stifte-Elektrode auf den Bandscheibenbereich (die Dornfortsätze) und anschließend auf den ISG -Bereich. Die Schmerzen sind dann bald weg.

Wenn Schmerzen am Hüftgelenk auftreten, beseitigt die 11-Stifte Elektrode schnell die Schmerzen. Man sollte den Schmerz aber frühzeitig angehen, damit er sich nicht verstetigt.

Gute Ergebnisse erreiche ich auch an meinem rechten Knie, an dem ich 1957 beim Hallenhandball Bänderrisse 2. und 3. Grades erlitt. Einmal in der Woche behandle ich mein Knie mit E-Akupunktur (7-Stifte-elektrode), andere Tage mit Magnetfeldtherapie. Das bewirkt, dass ich ohne Schmerzen laufen und Treppen steigen kann!

Als bei mir vor einigen Jahren ein Schnappfinger und eine Rhizarthrose an der rechten Hand auftraten, riet mir mein Hausarzt zur Operation. Ich behandelte den Finger und den Daumen mit E-Akupunktur (7 Stifte-Elektrode) und beseitigte die Beschwerden, ebenso auch Schmerzen an dem großen Zehgelenk.

Die Elektro-Akupunktur ist auch sehr hilfreich bei der Behandlung von RSI (Repetitive Strain Injury), auch als Mausarmkrankheit (oder Tennisarm) bekannt, den kleinen Mikroverletzungen, die zu Schmerzen vom Handgelenk bis zur Schulter führen können.

Kürzlich traten heftige Schmerzen in meinem Handgelenk auf und ich erkannte, dass es sich um RSI handelt, was ich in früheren Jahren schon öfter gehabt hatte durch zu vieles Schreiben am Computer. Damals konnte ich anfangs keine Teekanne und kaum noch meinen Elektrorasierer halten. Mit Elektroakupunktur hatte ich die Beschwerden behoben. Jetzt erlebe ich, dass mit kurzer Behandlung des Handgelenks (1-2 Minuten), vorwiegend Punkte Lunge 9, 10, Herz 7, die heftigen Schmerzen ganz schnell reduziert werden.

Allerdings sollte man noch 4 Punkte am Ellenbogen behandeln, Zwei befinden sich oberhalb und neben dem Ellenbogenknochen in Vertiefungen und sind leicht zu finden. Die zwei anderen liegen unter und neben dem Ellenbogenkonchen, ebenfalls in hier aber nur sehr leichten Vertiefungen. Ggfs. kann man noch den Ansatz des Deltamuskels behandeln.

Nachstehend eine Anleitung für die Behandlung des Kniegelenks aus der Bedienungsanleitung meines früheren Geräts EA Waldemar: Zitiert aus: ELEKTRO-AKUPUNKTUR System CHARLES WALDEMAR, Seiten 46, 47, „Schmerzende Knie"., Perseus Edition – Zürich – München.

Die alte Bedienungsanleitung stellt etwas vereinfacht die Punkte dar, die zu behandeln sind, ohne Benennung der Meridiane und ohne korrekte Benennung der Akupunkturpunkte.

Ich habe für mich in dem Bild einige korrekte Punkte eingezeichnet, was vielleicht in der Abbildung nicht gut erkennbar ist. Der erste Akupunkturpunkt ist der Gb 34 (Gallenblase-Meridian), der Meisterpunkt der Muskulatur. Er liegt rechts und links außen unterhalb des Kniegelenks (am unteren Rand des Knubbels) und ist 40 Sekunden mit stärkerer Stromkraft, also überschwellig, zu behandeln. Der nächste Punkt ist der B 62, unterhalb des äußeren Fußknöchels und ist 30 Sekunden lang mit schwacher (unterschwelliger) Stromkraft zu behandeln. Er wirkt krampflösend, sedierend.

Oberhalb der Kniescheibe sind zuerst links am rechten Knie, dann rechts am rechten Knie, zwei Punkte zu behandeln mit schwacher Stromkraft, 20 Sekunden jeweils.

Schmerzende Knie

Die Knie sind besonders bei älteren Menschen oft empfindlich, die Gelenke können bei Wetterwechsel anschwellen, besonders bei Kälte und Nässe. Aber es kann sich auch um Arthritis handeln, – jedenfalls hilft die Behandlung folgender Punkte:

1. Anwendung:
Seitlich außen unter dem rechten Kniegelenk, nahe in der Vertiefung beim Wadenbeinköpfchen setzen Sie die A.E. erst 40 Sekunden lang mit stärkerer Stromkraft an, das gleiche dann unter dem linken Kniegelenk. (s. Abb. 15a)

2. Anwendung:
Sie setzen die A.E. seitlich am rechten Knie vorne an, erst links dann rechts, jeweils 20 Sekunden mit halbstarker Stromkraft; dasselbe am linken Knie. (s. Abb. 15b)

3. Anwendung:
Die A.E. wird an der Außenseite des rechten Fußknöchels angesetzt, 30 Sekunden mit schwacher Stromkraft, dasselbe am linken Fuß. (s. Abb. 15c)
Die A.E. erst links seitlich unter der rechten Kniescheibe ansetzen, 20 Sekunden lang mit halbstarker Stromkraft, dasselbe an der rechten Seite unter der Kniescheibe. Die Anwendung dann am anderen Knie wiederholen. (s. Abb. 15d)

4. Anwendung:
Über die rechte Kniescheibe setzen Sie die A.E. an der Sehne an, 30 Sekunden lang mit halbstarker Stromkraft, dann die A.E. über die linke Kniescheibe ansetzen. (s. Abb. 15e)

Diese Punkte liegen auf keinem Meridian, es sind Sonderpunkte. Sie gehören zu Extrapunkten an Bein und Fuß. Bezeichnung: Ex-BF 1 (Kuan Gu). Sie liegen etwa am Ausläufer des Kniegelenks, seitlich von Ma 34 (Magenmeridian). Die). Die gleichen Punkte sind daraufhin am linken Bein zu behandeln.

Die Extrapunkte an Bein und Fuß habe ich in dem Buch; „SEIRIN-BILDATLAS DER AKUPUNKTUR" gefunden, Seiten 336-338.

Dieser Bildatlas ist nicht teuer und ist ein sehr wertvoller Helfer. Anschließend sind zwei Punkte unterhalb der Kniescheibe zu behandeln, zuerst am rechten Bein, erst links, dann rechts, jeweils mit 20 Sekunden Dauer und mit schwacher Stromkraft. Danach dass gleiche am linken Bein. Der eine dieser beiden Punkte ist der M 35 Magenmeridian). Es sind aber die Extrapunkte Ex-BF 5 Xi Yan (Knieaugen). Sie liegen in den 2 Mulden unterhalb der Kniescheibe. Die gleichen Punkte sind daraufhin am linken Bein zu behandeln. Die Behandlung der vorstehend aufgeführten Punkte hat sich bei mir als sehr wirkungsvoll erwiesen.

Waldemar zeigt in seinem großen Akupunktur-Atlas für Knieschmerzen andere Punkte auf, die ich aber nicht benutzt habe. Diese Punkte finden sich auch in der Bedienungsanleitung zum Gerät LAVITA von der AAM GmbH.

Akupunkturpunkte an den Fingern und Zehen.

Die nachstehende Abbildung zeigt die Akupunkturpunkte an Fuß und an der Hand, Terminalpunkte der Meridiane. Die Abbildung findet sich in der Bedienungsanleitung zum Gerät EA Charles Waldemar und in der Bedienungsanleitung zu Gerät LAVITA von der AAM GmbH. Waldemar empfiehlt in seinem Buch „BIO KRAFT" die Terminalpunkte an den beiden Händen mit der 7-Stifte Elektrode mit

Energie aufzuladen, jeweils etwa 30 – 40 Sekunden mit nicht zu schwachem Strom. Täglich oder nach Bedarf, einmal in der Woche.

Chinesische Meridiane am Fuß und an der Hand

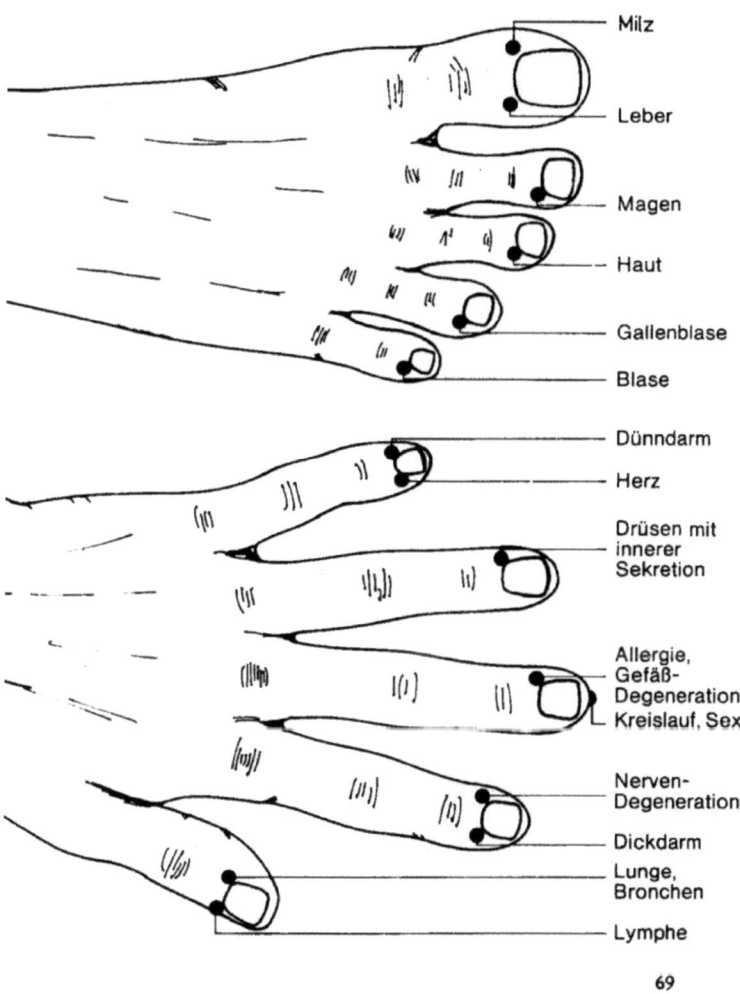

- Milz
- Leber
- Magen
- Haut
- Gallenblase
- Blase
- Dünndarm
- Herz
- Drüsen mit innerer Sekretion
- Allergie, Gefäß-Degeneration Kreislauf, Sex
- Nerven-Degeneration
- Dickdarm
- Lunge, Bronchen
- Lymphe

69

Zuerst links den Punkt für Herz, dann für Dünndarm behandeln, dann Ringfinger, Mittelfinger, Dickdarm, Lunge und Lymphe. Dann rechts.

Beispiel für zu behandelnde Indikationen

Allergie
Angst
Asthma
Rückenschmerzen
Bessere Stimme / Heiserkeit
Bronchitis
Verstopfung
Frigidität
Hoher Blutdruck
Niedriger Blutdruck
Impotenz / Regeneration
Lumbago
Gedächtnisschwäche
Migräne
Hand- und Fingerschmerzen
Knieschmerzen
Rheumatismus
Ischias - Neuralgie
Schulter - Nacken - Schmerzen
Schulter - Arm - Schmerzen
Hautallergie
Schlaflosigkeit
Trigeminus - Neuralgie
Kosmetische Akupunkturbehandlungen

Schulter-Arm-Schmerz

Zwei weitere Abbildungen aus der Bedienungsanleitung zum LAVITA W 2041 zeigen einen Behandlungsplan für Schulter-/Armschmerzen.

Schulter - Arm - Schmerzen

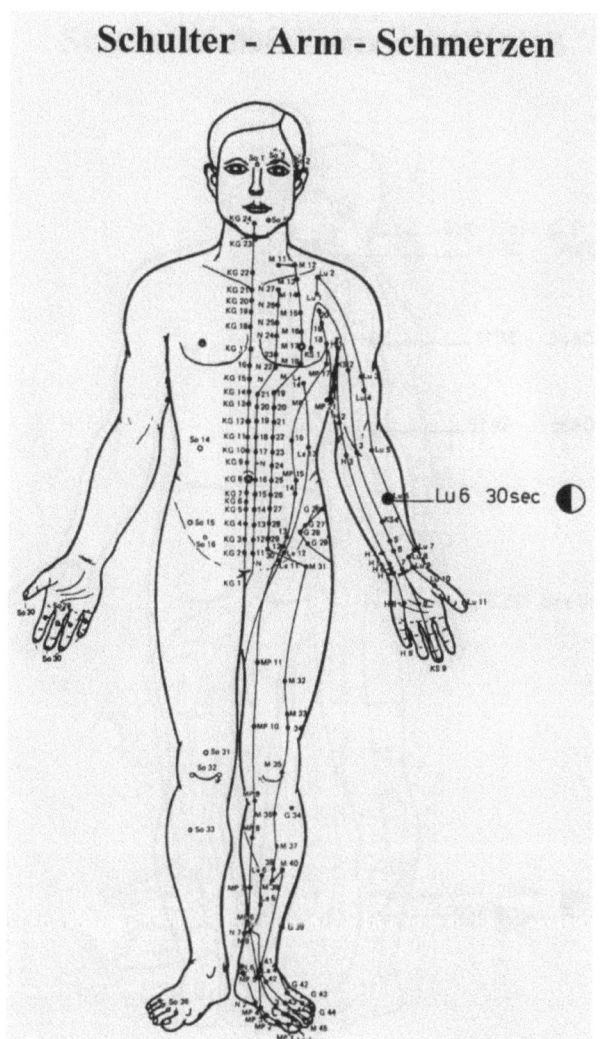

Die Kreise zeigen, ob der Strom normalschwellig oder überschwellig einzustellen ist. Ein Kreis mit dreiviertel Schwärze bedeutet also „überschwellig", mit gerade noch erträglicher Stromstärke. Ein halb geschwärzter Kreis bedeutet normale Stromstärke mit angenehmem Kribbeln.

Schulter - Arm - Schmerzen

30 sec   3E15

30 sec   3E13

40 sec   Di 12

30 sec   3E3

Die Arbeit mit der Elektro-Akupunktur ist nicht so schwierig, wie es aussieht. Man braucht zu dem Bedienungsbuch ein Buch über Elektro-Akupunktur oder Akupunktur, in dem die einzelnen Meridian-Punkte auf Bildern zu erkennen sind, wo sie lokalisiert sind und wie man sie annähernd genau findet.

Die Maßeinheit bei der Akupunktur ist das „Cun". Es entspricht der eigenen Daumenbreite. 3 Cun sind etwa 4 Querfinger. Die Akupunkturpunkte liegen meist an einem Knochen oder in einer Mulde/Vertiefung.

Übrigens: Man soll nur einmal bis zweimal in der Woche mit Elektroakupunktur die Meridianpunkte zu einer Krankheit behandeln und immer beidseitig. Bei der Behandlung sollte man keine Metall-teile am Körper tragen und nicht fernsehen, nicht mit vollem Magen.

Die Elektroakupunktur ist eine wunderbare Heilmethode, ohne Nebenwirkungen und gefahrlos, wenn man sie richtig anwendet. Man braucht vielleicht nicht solch teures Gerät, wie ich es kaufte, aber es lässt sich damit am besten arbeiten und damit sind beste Ergebnisse zu erzielen.

Wenn Leser*innen die Elektroakupunktur als Behandlungsmethode ausprobieren wollen, brauchen sie ein elektronisches Gerät dafür. Man wird am Anfang nicht viel Geld dafür investieren wollen. Da bietet es sich an, eines der in Massen bei Amazon angebotenen Geräte zu kaufen.

Der Anwender sollte zumindest ein Gerät mit Stift-Elektrode haben, bei dem man von einer kleinen Elektrode, etwa 4 mm bis 5 mm, auch auf eine größere Elektrode wechseln kann. Das Gerät sollte die Möglichkeit der Einstellung auf schwache (anregend), mittelstarke und starke Impulse (sedierend), möglichst stufenlos, haben. Gute Geräte ermöglichen mit Hilfe einer Ableitelektrode, die man in der IIand der entgegengesetzten Körperhälfte hält, dass die Energie an der entgegengesetzten Körperseite abgeleitet wird, wodurch erreicht wird, dass die Energie durch den gesamten Körper fließt.

Mir hatte vor einigen Monaten ein französischer Hersteller ein Gerät für Elektroakupunktur mit Namen „Massager Pen" angeboten, das ich dann kaufte. Ich glaubte, dass es in der Handhabung praktisch sein könnte, was es, mit Einschränkungen, auch ist.

Heute ist das Gerät billiger. Der billigste Elektroakupunktur-Stift „Massage Pen" (siehe Bild) kostet bei OTTO nur 20,00 € (Amazon: 15.00 €), im Alibaba-Express-Shop ist er

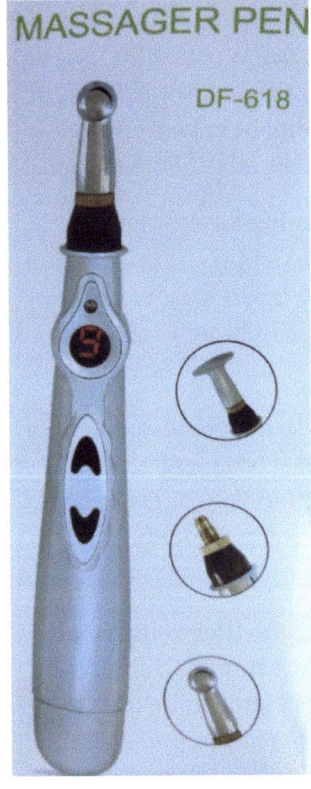

noch billiger. Aber der M-Pen ist in Deutschland wohl nicht als medizinisches Gerät zugelassen. Der Massage Pen (M-Pen) hat kein CE-Kennzeichen und keine Zulassung als medizinisches Gerät. Das gilt vermutlich für alle preisgünstigen Geräte auf dem Markt, die alle aus China stammen. Käufer wenden diese Geräte also auf eigenes Risiko an. Es haftet keiner für diese Geräte.

Bei den alten, teuren, Elektro-Akupunkturgeräten galten die umfangreichen Sicherheitsvorschriften nicht, wie sie heute üblich sind. Aber meinem alten E-Akupunkturgerät kann ich vertrauen, weil mein Lehrer, Dr.-Ing. h.c. Ulrich Knop einige Zeit Mitarbeiter von Charles Waldemar war und später die Mittelfrequenz-Akupunktur entwickelte, für die er mit der Verleihung des Dr.-Ing. h.c. geehrt wurde.

Nach einiger Erfahrung mit E-Akupunkturstift „M- Pen" finde ich diesen hilfreich, weil er schnell zur Hand ist, wenn man mal einen Akupunkturpunkt oder mehrere behandeln will. Mit dem Massager Pen kann man übrigens gut die Finger-Terminalpunkte aufladen.

In der Anfangseinstellung 1 gibt der Stift mit kleiner Elektrode hier schon recht starke Impulse ab. Für den Kopf ist das zu stark. Man sollte ihn im Kopfbereich nicht verwenden. Ich befragte Experten, wie ich die Stromstärke bei Stufe 1 herabsetzen könnte. Aber es gibt hierfür keine einfache Lösung. Ich vermute, dass alle preisgünstigen chinesischen Geräte auf Stufe 1 schon einen relativ hohen Stromimpuls liefern. Vermutlich haben etwas teurere Geräte mit stufenlos regelbarem Stromimpuls am Anfang schwache Stromimpulse, die für den Kopfbereich und für kosmetische Zweck geeignet wären.

Der M-Pen ist recht robust. Er hat keine zusätzliche Ableitelektrode mit Kabel, was in Bezug auf die Handhabung ein Vorteil sein kann. Der M-Pen hat eine leitfähige Hülle. Sie kann als Ableitelektrode genutzt werden, wenn man den Stift mit der linken Hand hält beim Behandeln eines Akupunkturpunkts auf der rechten Körperseite und umgekehrt. Man spürt dann manchmal den Stromfluss in der Hand. Der M-Pen hat keinen Acupoint finder wie andere Geräte. M. E. braucht man diese Funktion nicht, die meist sehr ungenau ist und vortäuscht, den richtigen Punkt gefunden zu haben. Besser ist es, ein Buch mit Bild zu jedem Akupunkturpunkt zu haben. Da findet man

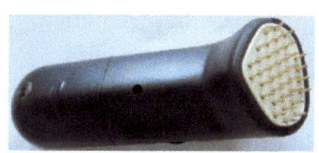

den Punkt sehr gut und hat noch eine Beschreibung der Wirkung des Punkts.

Gut geeignet könnte eventuell auch das Akupunkturgerät von Orbisan/Weltbild für 39,99 € mit der Mehrstift-Elektrode sein. Es arbeitet mit einer 9 V-Batterie. Es lässt sich wohl auch stufenlos regeln. Vorteil wäre die großflächige Behandlung, nachteilig, dass man nur kreisend, nicht punktförmig, behandeln soll. Das von mir gekaufte Gerät war defekt.

Anstelle des neu bestellten Geräts wurde ein RasiererSet geliefert. Das ist für mich ein Hinweis meines Schutzgeists, dass das Gerät für mich nicht geeignet ist. Solche Botschaften sind meist richtig, wenn auch nicht immer.

Nachstehend eine Empfehlung von Charles Waldemar aus dem Übersichtsblatt KURZPROGRAMME, Prophylaxe, Therapie.

Behandlungs-Frequenz:
Anfangs: 2 - 3 mal wöchentlich,
zur Stabilisierung: 1 - 2 mal wöchentlich.

Richtwerte für die Stromgebung:			
	Zonen / Punkte	Strom-stärke	Anwen-dungsdauer je Pkt.
a	Ohr, Karotisdrüse, Medulla oblongata	schwach	2 sec.
b	Kopf, Hals (außer a)	schwach	20 sec.
c	Oberkörper, Arm, Hand	mittel	20-40 sec.
d	Knie	mittel	40 sec.
e	Beine	mittel bis stark	50-70 sec.
f	Füße	mittel	40-60 sec.

Nach neuester Recherche bei Amazon ergibt sich, dass der M-Pen aufgrund der gesamten leitfähigen Außenfläche beliebig (an jeder Stelle) gehalten werden kann, gut funktioniert und leicht zu handhaben ist, auch bei längerer Anwendung. Keiner der teureren Geräte in Stiftform mit nur kleiner Leitfläche und Startknopf lässt sich so einfach benutzen wie der M-Pen. Sein einziger Nachteil sind etwas hohe Stromimpulse in Stufe 1.

Ein anderer E-Akupunktur-Stab (Heswea, Preis 69,00 €) hat nur links und rechts jeweils eine kleine leitfähige Fläche. An dieser Fläche muss der Stab mit Spitze von Daumen und Zeigefinger gehalten und ein Knopf muss gedrückt werden. Es wäre einigermaßen gut handhabbar, wenn man nicht zwecks Behandlung den Startknopf gedrückt halten müsste, was anstrengend ist. Die Intensität ist stufenlos einstellbar. Ich kaufte das Gerät, schickte es wieder zurück. Wenn es funktioniert, werde ich das gleiche Gerät über Ali Express-Shop für 22,56 € erhalten.

Ein anderer E-Akupunktur-Stab (Leawell 2 in 1, Preis 64,99 €) hat an einer Stelle außen eine etwas größere leitfähige Fläche, so dass er hier in der Beuge von Daumen und Zeigefinger gehalten werden muss, um zu funktionieren und gleichzeitig muss ein Startknopf gedrückt und gehalten werden. Das ist sehr anstrengend. Auf dem Bild der leitfähigen Fläche stützt mein Taschenmesser, damit das Gerät nicht kippt, damit ich die Metallfläche fotografieren konnte.

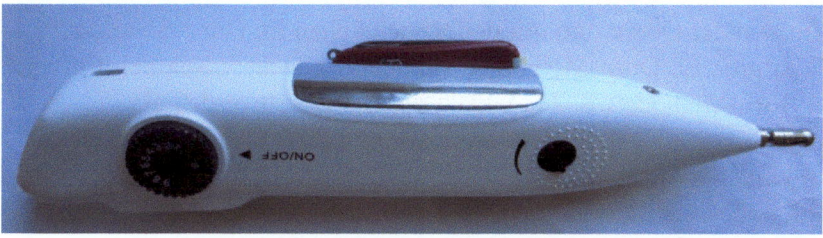

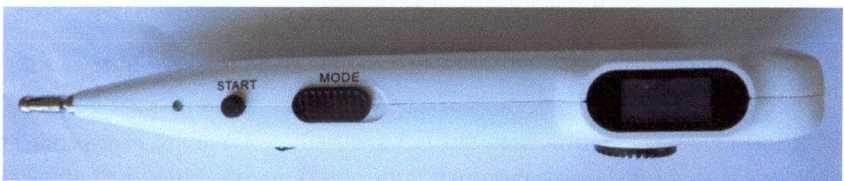

Ich hatte mir das Gerät liefern lassen, konnte es nur wenige Minuten anwenden, weil sich die Hand verkrampft. Der Akupunkturfinder zeigt an jedem Teil der Haut an der Hand an, ist also ungenau. Ich schickte das Gerät zurück, weil es mit Batterie geliefert wurde, die eingeschaltet war und wohl tiefentleert wurde. Die Batterie war in wenigen Minuten aufgeladen und in wenigen Minuten leer. Vorteil des Geräts: die Intensität lässt sich stufenlos einstellen.

Halswirbelsäule / Lendenwirbel

Die 11-Stifte-Elektrode ist übrigens gut geeignet für die Behandlung der Halswirbelsäule (auf die Wirbel, evtl, noch auf den jeweiligen Dornfortsatz rechts und links auflegen , speziell auf C7 auch für mehr Energie). Das kann hilfreich sein bei einem HWS-Syndrom. Die Spinalnerven versorgen Körperbereiche. Der C5 (Zervikalnerv 5) versorgt die Oberarme, der C 7 und C 8 die Hände. Zitiert aus „Zilgrei gegen Kopf- und Nackenschmerzen", S. 17.

„Die Vertemeres-Theorie" – „Der erste Halswirbel (Atlas, liegt direkt unter dem Schädelkonchen) ist verknüpft mit dem Gehirn, dem Sehzentrum, den Schädelknochen, der Kopfhaut, dem oberen Teil der Stirn und der Ohren und mit den Knöchelchen im Ohr." Seite 24/25 aus Zilgrei. Lt. Dorn-Methode („Matthias Schwarz: „Schmerzfrei mit der Dorn-Methode", S. 111), kann der C 1 Beschwerden als Kopfschmerzen, Migräne, Bluthochdruck, chronische Müdigkeit und Schwindel verursachen. Und Beschwerden am C 7 können u.a. Schleimbeutel-Erkrankungen an der Schulter verursachen. Akupunktur und Akupressur könnten helfen.

Laut Lovett-Brother-Theorie steht der C 1 in Wechselbeziehung zum L 5, dem 5. Lendenwirbel, der C 2 in Wechselbeziehung zum L 4, der C 3 zum L 3 usw. Schmerzen am L 5 können als Ursache Probleme mit dem Halswirbel C 1 haben usw. und wohl auch umgekehrt. „Zilgrei gegen Kopf- und Nackenschmerzen", S. 22/23.

Will man nur einen Halswirbel behandeln, nimmt man besser die 7-Stifte-Elektrode, die man auch zwischen 2 Halswirbel setzen kann.

Akupressur

Wer sich nicht mit Elektro-Akupunktur befassen will, kann gesundheitliche Hilfe bei verschiedenen Beschwerden erhalten, indem er die bewährte Akupressur anwendet.

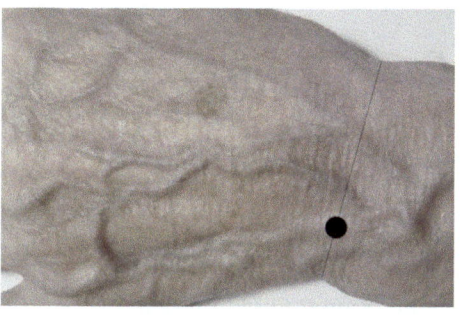

Man kauft sich dafür ein Buch über Akupressur. Darin wird bei einer Reihe von diversen Beschwerden – auch für Laien – gut verständlich beschrieben, wie man die für einen bestimmten Schmerz, z.B. Kopfschmerzen, angegebenen Punkte drückt oder kreisend reibt.

Bei **Kopfschmerzen** drücke ich mit Daumen und Zeigefinger die beiden Ohrläppchen 5 - 6 Sekunden fest zusammen, und das mehrmals. Dann drücke ich an meinem äußeren Handgelenk eine Vertiefung, die man findet, wenn man mit Daumen und Zeigefinger zwischen kleinem Finger und Ringfinger, etwas unterhalb der Stelle, wo man die Armbanduhr trägt, also in Richtung Handgelenksfurche, fährt. Akupunkturpunkt 3E-3. Siehe Foto. Ein weiterer Punkt liegt drei Querfinger oberhalb der Handgelenksfurche an der Innenseite des Arms (KS 6), zitiert nach Lutz Bernau: „Das Große Akupressur Buch".

Bei **Zahnschmerzen** drückt man mit dem Daumennagel auf den äußeren Nagelfalzwinkel der beiden Zeigefinger (Dickdarm- Meridian 1 -siehe Foto). Man kann das auch bei jedem Zeigefinger mit dem anderen Zeigfinger machen. Als meine Kinder klein waren,

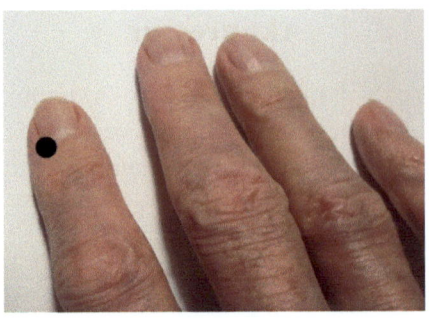

empfanden sie es als Wunder, wenn nach 10 Minuten die Zahnschmerzen weg waren.

Knieschmerzen beseitigt man, indem man täglich mit den Fingerkuppen beider Hände gleichzeitig ca. 8mal rundherum um beide Kniescheiben klopft und anschließend 8mal die Mulden unter der jeweiligen Kniescheibe rechts und links kräftig drückt, reibt.

<u>Allgemein</u>

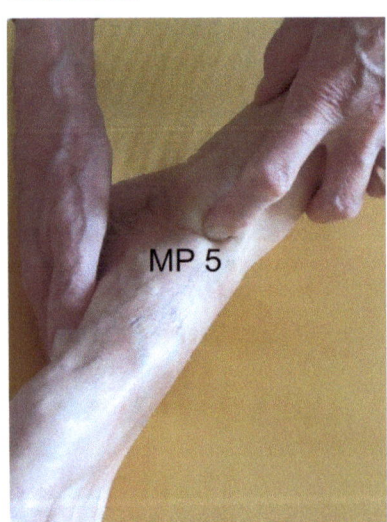

MP 5

Ich drücke morgens nach dem Aufwachen und mittags nach meinem Mittagsschlaf in der Regel folgende Punkte:

MP 5 (Milz-Meridian) – Meisterpunkt des Bindegewebes – 20mal. Das verschaffte mir ein für mein Alter gutes Bindegewebe ohne viel Falten. Ich bin immer wieder überrascht, wie glatt meine Haut ist.

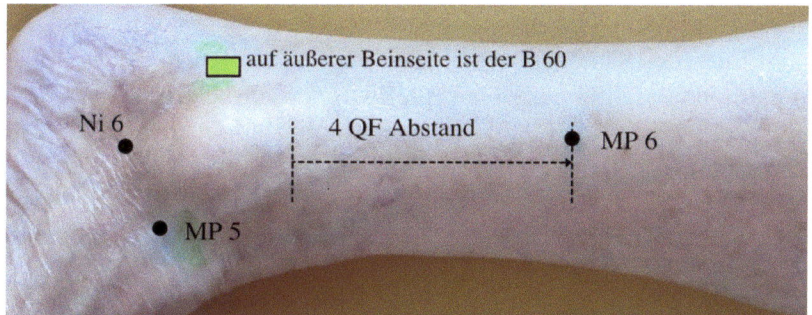

auf äußerer Beinseite ist der B 60

Ni 6   4 QF Abstand   MP 6

MP 5

Ich drücke dann kräftig den MP 6. Siehe Foto. MP 6 (Milz-Meridian)

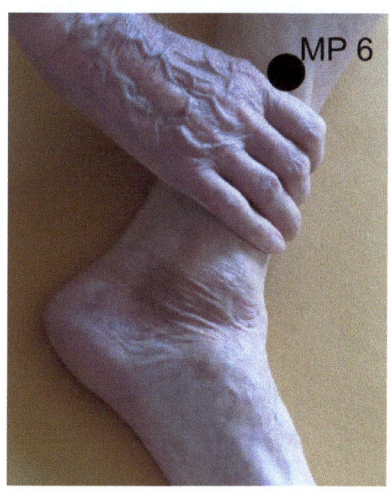

MP 6

– Herr des Blutes, 4 Querfinger vom obersten Rand des Fußknöchels, am Schienbein, ca. 10mal. Gut für Vitalisierung. Dieser Punkt verbessert die Durchblutung meines Körpers. Anstelle diesen Akupunkturpunkt zu drücken könnte man sich auch vorstellen, dass der gesamte Körper ganz warm ist, vom Kopf bis zu den Füßen.

Falls mal **Schmerzen** auftreten, drücke ich den Akupunkturpunkt B 60 (Blasenmeridian – Meisterpunkt der Schmerzen), zwischen Mitte des äußeren Fußknöchels und der Achillessehne, soll man nicht bei Problemschwangerschaft machen, so lese ich.

Bei Auftreten von **Nervosität** drücke ich ca. 2 Minuten den Akupunkturpunkt H 7 (Herz-Meridian) - in der Vertiefung am Handgelenk (Innenhand) – Linie vom kleinen Finger (Herz-Meridian

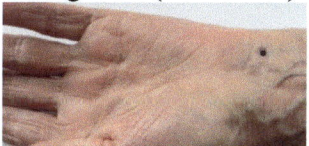

=Innenkante) unterhalb der Handgelenksfurche. Dient der Beruhigung. Hilft bei Lampenfieber, Prüfungsangst, lt. Akup.-Buch.

Ich reibe regelmäßig den Akupunkturpunkt Dü 3 (Dünndarm) – am äußeren Ende des Knöchels des kleinen Fingers bei Faustschluss. Ein Kardinalpunkt, wichtig bei vielen Beschwerden, insbesondere Neuralgien. Ich reibe den Punkt täglich morgens und nach dem Mittagsschlaf, ca. 10-15mal.

Charles Waldemar schreibt in seinem Buch „BIO KRAFT – Neue Wege der Elektro-Akupunktur zur Eigenbehandlung"; „Der Magen-

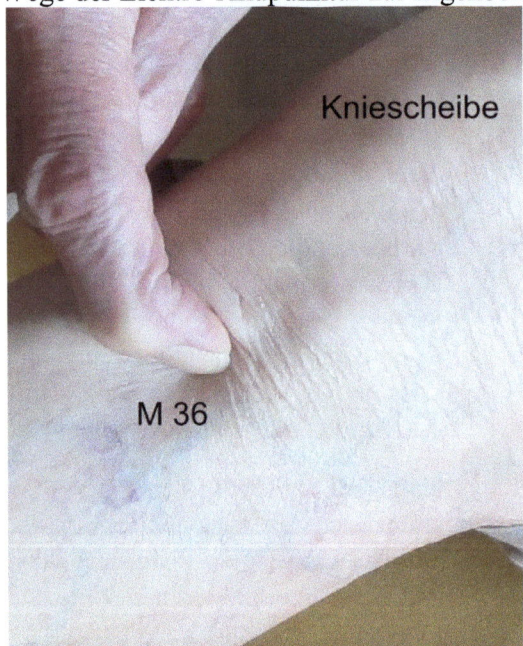

Meridian ist ein einzigartiger Energiekondensator, er hilft hervorragend bei allen Durchblutungs-störungen und beeinflusst Lunge, Magen, Darm und Beine, wie auch besonders die Atemwege. Der M 36 zum Beispiel wirkt auf alle genannten Organe und Glieder ein." Er sei auch gut für bessere Sehkraft.

Man findet den Punkt, indem man die Handfläche auf die Kniescheibe legt, etwas tiefer geht, bis der Mittelfinger auf der Mitte des Schienbeins liegt.

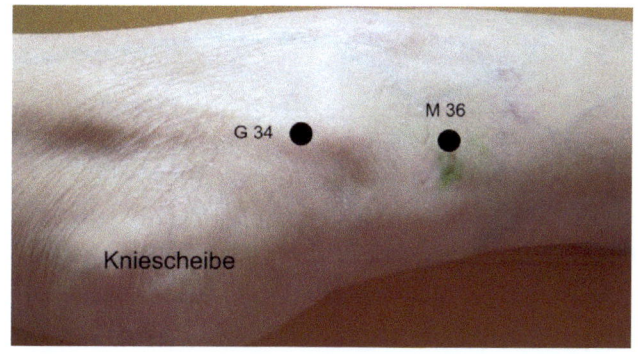

An der Stelle, wo jetzt der Ringfinger ist, befindet sich der M 36., unterhalb der Kniescheibe, am äußeren Rand des Schienbeins. Der G 34 ist der Meisterpunkt der Muskulatur.

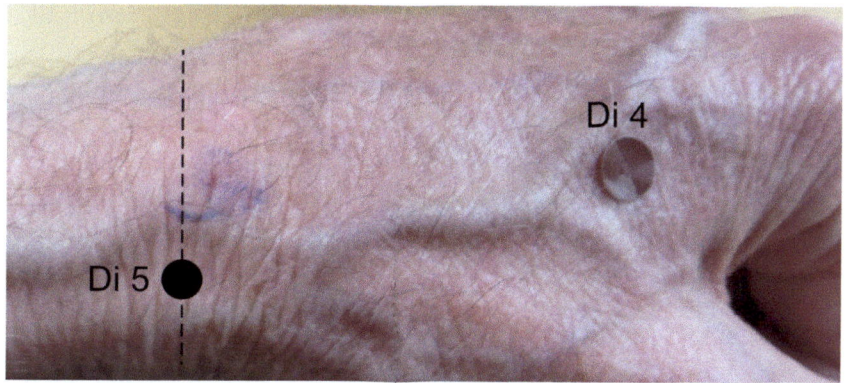

Ein wichtiger Akupressurpunkt ist der Di (Dickdarm) 4. Er hilft bei einer Vielzahl von Beschwerden, z.B. Neuralgien, Spasmen, Obstipation, juckende Dermatosen etc. Waldemar schreibt: „Der Dickdarm-Meridian versorgt nicht nur Kiefer und Zähne, sondern auch die Haut und die Schleimhäute." Der Di 4 befindet sich in der Falte bzw. Mulde zwischen Daumen und Zeigefinger, am Knochenrand des Zeigefingers. Di 5 liegt im Bereich der Handgelenksfalte in einer großen Mulde am Rand der Hand. Er wirkt gegen Verstopfung.

Verstopfung

Viele Menschen, insbesondere jene, die meist Fleisch essen, haben oft nur alle 2 oder 3 Tage Stuhlgang. Manchmal haben sie auch einen schweren Stuhlgang, der starkes Pressen erfordert. Als Vegetarier habe ich täglich Stuhlgang, meist mehrmals. Als ich mehr gute Darmbakterien haben wollte, kaufte ich mir Probiotika, namens Probiona. Dann hatte ich plötzlich einen so schweren Stuhlgang, dass ich das Exkrement kaum rausbringen konnte.

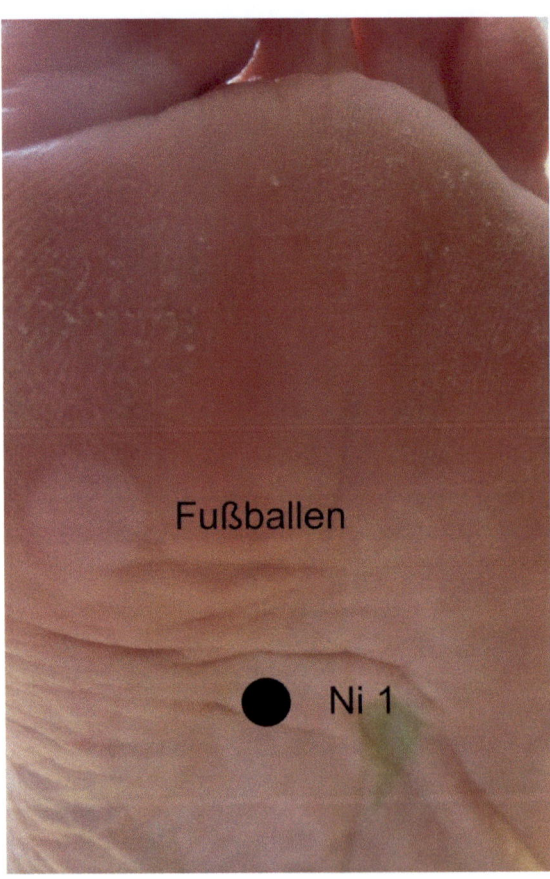

Fußballen

Ni 1

In diesem Fall half mir die Akupressur gegen Verstopfung. Ich drücke die Akupressurpunkte Ni 6 (Nierenmeridian, am unteren Rand des inneren Fußknöchels), Di 4 und 5 Dickdarmmeridian), Dü 3 (Dünndarmmeridian) (Empfehlung von Lutz Bernau) und Ni 1 (anderer Autor, siehe Foto). Der Akupressurpunkt N 1 befindet sich am Übergang vom vorderen zum mittleren Drittel der Fußsohle.

Je nachdem, welches Buch man befragt, so empfiehlt jeder Autor andere Punkte.

Auch das homöopathische Mittel Nux vomica hilft gegen Verstopfung, das Mittel Arsenicum album gegen Durchfall.

Durchfall

Eines Tages hatte ich heftigen Durchfall. Aber die üblichen Mittel halfen nicht. Meine Rute sagte mir dann, dass ich eine Darminfektion habe. Daraufhin habe ich mein MFT-Gerät Metronom solar mit der Stellung Sonne (als Zapper- Wirkung gegen Bakterien und Viren) auf den Bauch geschnallt. Zweimal 30 Minuten im Abstand von einer Stunde. Dann war Ruhe im Darm.

2 Tage später hatte ich nachmittags wässerige Stühle. Die Ursache war, dass ich pro Tag zu viel Zink eingenommen hatte, mehr als 15 mg am Tag. Zink wurde reduziert auf 10 mg und die Stühle waren wieder normal. Man sieht an diesem Fall, dass man auch bei der Einnahme von Nahrungsergänzungsmitteln nicht übertreiben darf.

Magen verspannt? Hier drücke ich den weichen Punkt unterhalb des Brustbeins, kräftig, mehrmals ca. 10 Sekunden. Das entspannt den Magen und Darm. Das hat sogar bei unserem Hund geholfen! Hier hilft auch der Metronom solar beruhigend.

Stoffwechsel/Haut - Wer seinen Stoffwechsel ankurbeln will, drückt täglich 20 Sekunden den Punkt Blase 42, in der Mitte der Kniebeugefalte. Das ist auch Hauptpunkt der Haut.

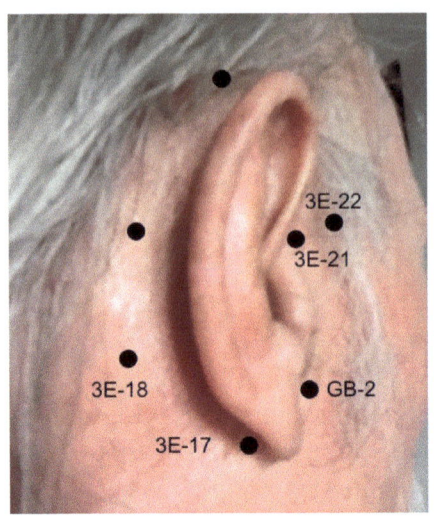

Schwerhörigkeit

Da ich an der Grenze zur Schwerhörigkeit bin, verbessere ich die Durchblutung meiner Ohren mit MFT, wie schon erwähnt. Und ich drücke eine Reihe von Akupressurpunkten, siehe Bild. 3E-17 (3-Erwärmer), 18, 19, 20, 21; GB 2 (Gallenblase-Meridian)

Mehr Energie

Um mehr Energie zu haben, wird von Experten empfohlen, den Akupressurpunkt KG 6 (Konzeptionsgefäß), Meer der Energie, zu drücken. Ich drücke diesen Punkt in der Regel mit zwei Fingern täglich 20-25mal hintereinander. Der Punkt liegt zwei Fingerbreit unter dem Bauchnabel.

Ein anderer Akupunkturpunkt für mehr Energie ist der LG (Lenkergefäß) 16, auch allgemein als Medulla Oblongata bekannt. Der Punkt liegt am Ende des Kopfes, in einer Vertiefung, wo die Halswirbelsäule beginnt. Auch diesen Punkt drücke ich täglich.

Wenn mal der Kreislauf schwächelt, drückt man mehrmals die Fingerspitzen am kleinen Finger (Herz-Meridian) und am Mittelfinger (Kreislauf-Meridian) zusammen. Das hilft. Ich mache das jedem Morgen prophylaktisch.

Verjüngung

Es gibt wohl kaum einen Menschen, der alt aussehen möchte. Wer schon an Jahren älter ist, würde gern jung aussehen. Die Akupressur

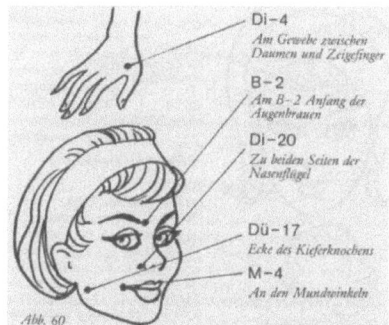

liefert hier ein Programm zur Verjüngung. In seinem Buch „Akupunktur ohne Nadeln" empfiehlt der amerikanische Autor J. V. Cerney aus seiner umfangreichen Beratungspraxis auf Seite 105 folgende Punkte zu drücken: Di-4 (zwischen Daumen und Zeigefinger, siehe Foto auf vorangegangenen Seiten).

Im Gesicht: B-2 (Blase), zwischen den Spitzen der beiden Augenbrauen; Di-20 (Dickdarm), neben den beiden Nasenflügeln; M-4 (Magen), an den beiden Mundwinkeln, Siehe Bild. Und noch Dü-17 (Dünndarm), am Kieferknochen (dahinter und darunter, siehe Bild). An den Nasenflügeln und Mundwinkeln kann man auch klopfen statt zu drücken.

Bei der Verjüngung helfen auch Aminosäuren, zu denen noch später etwas geschrieben wird. Der richtige Aminosäuren-Mix liefert wichtige Vitalstoffe zur Verbesserung der Haarqualität, stärkt die Nägel und steigert die Spannkraft der Haut. Kreatin, von außen zugeführt, ist gut für die Haut, sorgt für mehr Kollagen (für natürliche Schönheit von innen).

Glutamin ist gut für eine straffe Haut (die beim Altern austrocknet), wird als „Anti-Age-Supplement" und als „Jungbrunnen von innen bezeichnet". Auszug aus „aminosaeure.com.

Ich habe die Akupressur seit vielen Jahren benutzt und als sehr hilfreich empfunden, insbesondere auf Reisen, wenn man kein Gerät für Akupunktur mitnehmen konnte.

Die Lotosblüte kann heilen

Was ich jetzt berichte, ist keine Akupressur, aber auch ein Weg, sich von Beschwerden zu befreien. In seinem Buch "Jung durch Bioenergie" beschreibt Charles Waldemar auf Seiten 402-403 die Methode der Lotosblüte. Als Lotosblüte wird bezeichnet, dass man die Spitze des Zeigefingers an der Spitze des Daumens anlegt.

Die "Lotosblüte" legt man auf die Stelle des Körpers, die behandelt werden soll. Die andere Hand, den Handteller, hebt man – möglichst nach Süden gerichtet, empor und stellt sich vor, dass durch die Finger kosmische Energie einströmt. Dabei sollte man nach Norden sitzen. Legt man mit der linken Hand die "Lotosblüte" auf den rechten Körperteil, wird die rechte Hand zur Aufnahme der kosmischen Energie z.B. waagerecht empor gehoben, gehalten. Und umgekehrt, rechte Lotosblüte auf den linken Körperteil, linker Handteller empor für Energieaufnahme.

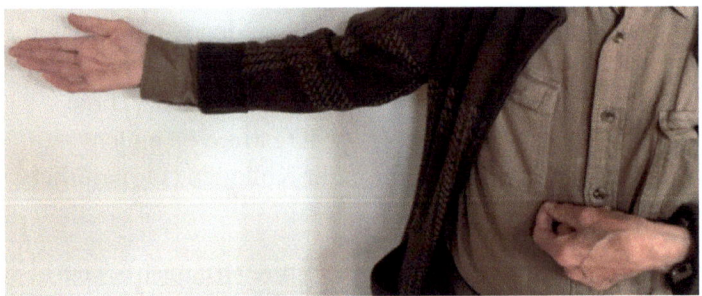

Gut ist es, die Hand, die die Energie aufnimmt in die Sonne zu halten, während der Körper im Schatten ist. Es geht auch ohne Sonne, dauert dann aber länger. Behandlungsdauer lt. Waldemar mindestens 10 bis 30 Minuten. Am Arbeitsplatz würden schon 2-3 Minuten hilfreich sein, wobei man die empfangende Hand nicht sichtbar auf das Knie, unter den Tisch, legt.

Das klingt alles sehr esoterisch. Aber ich habe es öfter angewandt, mit gutem Erfolg. Ich hatte mich hierzu auf den Balkon meiner Wohnung in Wertach in einen Liegestuhl gelegt.

Waldemar nennt diese Methode "Bioenergetische Aufladung". Er schreibt weiter: "Jedenfalls können Herz und Kreislauf schonend angeregt, Haut und Gewebe gestrafft, die Nerven entspannt und beruhigt und Organe und Glieder gestärkt werden. Das soll aber nicht den Arzt ersetzen." Laut Waldemar ist ein ihm bekannter 59jähriger Mann, der von den Ärzten aufgegeben war, mit dieser bioenergetischen Selbstbehandlung gesund geworden und hat danach Weltreisen gemacht.

Verkrampfung - Entspannung

Nachdem ich hier über die Lotosblüte geschrieben habe, habe ich sie wieder ausprobiert, indem ich sie wegen zu häufiger Blasenentleerung auf meinen Harnblasenbereich legte. Dabei waren in Liegeposition auf dem Sofa meine rechte Hand mit Zeigefinger und Daumen und meine linke Hand zur Energieaufnahme verspannt, weil unbequem. Nach etwa 1 Woche bemerkte ich bei meinen Akupressuren an den Füßen eine Verkrampfung der Adduktoren an den Oberschenkeln. Vorgestern Abend taten an den Adduktoren derart schmerzhafte Verkrampfungen auf, dass ich vor Schmerzen nicht aufstehen, nicht mehr stehen konnte. Es dauerte etwas Zeit, bis ich wieder aufstehen konnte und dabei die Schmerzen ertragen konnte. Die Schmerzen verringerten sich in der nächsten halben Stunde. Bei der Ursachenforschung erkannte ich, dass die Ursache die verspannte Haltung meiner Hände bei Anwendung der Lotosblüte war.

Ich kam dabei auch zu der Erkenntnis, dass die Verspannungen bzw. Verkrampfungen im Körper die Ursache so mancher Krankheiten bzw. Beschwerden sein könnten.

Aber die von Experten so häufig empfohlene Entspannung ist gar nicht so einfach. Am bekanntesten ist ja die progressive Entspannung nach Jacobson. Ich war früher damit nicht glücklich geworden.

Das Buch von Steve Kravette "Hundert Wege zur vollkommenen Entspannung" hatte mir besser gefallen. Es hatte mir in früheren Jahren sehr gut geholfen. Das Buch baut mit seinen Empfehlungen auf die Grund-Atem-Entspannung auf. Ich bin jetzt dabei, die Empfehlungen im Buch erneut umzusetzen.

Dabei kommt mir in den Sinn, dass viele Methoden auf der körperlichen Ebene ansetzen, also eher am Symptom arbeiten. Es müsste eigentlich dauerhaft erfolgreicher sein, das Problem an der Ursache zu bekämpfen, also an unserem falschen Fühlen, Empfinden und Denken.

Ich habe noch keine Erfahrung damit. Aber ich werde mich mal fragen, was ich ändern kann. Dabei erinnerte ich mich, dass ich 2001 wegen Hautproblemen bei einer Heilpraktikerin war, die mit mir den PERSONAL TOTEM POLE PROCESS machte, die Reise zum Tier der Hautprobleme. In der Trance (Entspannung) sah ich Tiere, die zu mir sprachen. Das Ergebnis war: Ich soll mir mehr Zeit und Ruhe für meine Heimorgel nehmen und für das Sitzen im Wohnzimmer zusammen mit meiner Frau. Ich soll ruhiger und ausgeglichener werden und öfter in mein Inneres gehen, mich mehr lieben. Ich soll mich nicht bemitleiden, dass ich soviel arbeite! Und ich soll nicht soviel lesen, mich nicht unter Druck setzen dabei, in der Zeiteinheit möglichst viel zu lesen. Der erhaltene Rat bezieht sich auf meine während meiner Berufstätigkeit angenommenen Gewohnheiten, in kurzer Zeit möglichst viel erledigen zu wollen.

Ich stehe irgendwie wieder am Anfang meiner Bemühungen um mehr Entspannung. Es ist von mir nun viel Arbeit an mir selbst zu leisten.

Gesunde Ernährung

Hier ist vieles, was empfohlen wird, sehr widersprüchlich.

Die deutsche Gesellschaft für Ernährung empfiehlt, dass unser Mittagessen zu 50 Prozent aus Gemüse, zu einem Viertel aus Kohlehydraten (z.B. Nudeln, Kartoffeln, Reis) und zu einem Viertel aus Eiweiß bestehen sollte. An diese Empfehlung halte ich mich, weil ich sie für vernünftig halte. Bei vielen anderen Empfehlungen handelt es sich um Lobbyismus der Landwirtschaft, unterstützt von staatlichen Stellen, weil viele Arbeitsplätze davon abhängig sind. Man weiß, dass Fleischessen krank machen kann, Krebs verursachen kann. Aber Fleisch wird von dem Staat nahestehenden Institutionen empfohlen, wegen der vielen Arbeitsplätze in der Fleischindustrie.

Beim Eiweiß gehen die Meinungen ebenfalls auseinander. Einige Ärzte propagieren einen hohen Verzehr von Eiweiß und weniger Kohlehydraten, weil Kohlehydrate zu Zucker verstoffwechselt werden. Es heißt, der Mensch brauche 0,8 g Eiweiß je Kilogramm Körpergewicht, im Alter - zum Aufhalten des Muskelschwunds - sogar 1,0 bis 1,3 g je kg Körpergewicht.

Einige Ärzte vertreten die Meinung, dass viel Eiweiß im Blut bedeuten würde, ein starkes Immunsystem zu haben, das vor Erkrankung an Covid19 schützen würde. Ich war dreifach geimpft, hatte viel Eiweiß im Blut (ca. 1,05 g je kg Körpergewicht) und erkrankte dennoch an der Omikron-Variante von Covid19.

Im Buch „Leben und Überleben – Kursbuch ins 21. Jahrhundert" schreibt der Autor Viktoras Kulvinskas, dass zu viel Protein krank mache. Der Proteingehalt der Muttermilch liege bei durchschnittlich 1,4 Prozent und decke den Bedarf des Kindes an allen essentiellen Aminosäuren und Eiweißstoffen während des Wachstums. Früchte würden 0,4 bis 2,2 % Protein enthalten. Fleisch enthalte 10 bis 24 % Protein und sei daher keine geeignete Nahrung für den Menschen.

Auch Körner, Nüsse und Samen würden 10 bis 50 % Protein enthalten und ebenfalls nicht geeignet sein.

Kulvinskas verweist darauf, dass große Tiere, wie der Ochse und das Pferd sich nur von Gras mit dem geringen Gehalt an Protein ernähren und der dem Menschen ähnliche Orang-Utan von Früchten, die nur wenig Protein haben. Alle haben offenbar keinen Mangel an Protein oder anderen Substanzen. In der Bibel steht, Gott habe den Menschen empfohlen, sich von Pflanzen zu ernähren, die Samen tragen und von Früchten der Bäume zu ernähren, die Samen tragen (1. Mose 1,29). Da meinen wir oft, dass wir die Samen essen sollten. So ist es wohl nicht gemeint. Was essen wir also?
Die Lösung für mich ist: Ich bitte Gott immer wieder um Führung, dass ich bei meiner Ernährung die richtige Entscheidung treffe.

Ich habe ein Seminar von einer Diätassistentin und ein Seminar von einer Ökotrophologin besucht. Beide lehrten, dass man keine Nahrungsergänzungsmittel (NEGM) zu sich nehmen müsse, um gesund zu bleiben. Dr. med. Michael Spitzbart schreibt auf Facebook und insbesondere auf Telegram (https://t.me/drspitzbart) in vielen Beiträgen, dass er bei seinen Patienten weit überwiegend einen Mangel an Vitaminen, Mineralien und essentiellen Aminosäuren feststellt. Besteht nur bei einer dieser Substanzen ein Mangel, also keine 100 % des Bedarfs, ist der Körper noch nicht krank, aber er arbeite wie mit angezogener Handbremse. Wir nehmen weniger Nahrung zu uns im Vergleich mit den Schwerarbeitern im vergangenen Jahrhundert und die Nahrung enthalte aufgrund der ausgelaugten Böden weniger Nährstoffe als früher, schreibt Spitzbart. Letzteres haben andere auch schon vor Jahren geschrieben. Spitzbart überdosiere bei seinen Patienten deshalb die notwendigen Substanzen, wo ein Mangel festgestellt wurde und seinen Patienten gehe es besser.

Im Internet sah ich, dass die Diagnose, - ob bei Vitaminen, Mineralien oder Aminosäuren -, sehr kostenaufwendig ist. Bevor ich diese Kenntnis hatte, habe ich meinen Biotensor benutzt, um meinen Status bei 8 essentiellen Aminosäuren festzustellen. Zur Sicherheit ließ ich mir von meinem Hausarzt bei einer eingeschränkten Zahl von Vitaminen und Aminosäuren den Status über ein Labor feststellen lassen. Die Kosten lagen über 130,- €. Der vom Labor mitgeteilte Status bestätigte meine Ergebnisse mit dem Biotensor.

Inzwischen benutze ich meinen Biotensor, um festzustellen, welche NEGM und wie viel davon in welcher Zahl (z.B. eine Kapsel oder 2 Kapseln am Tag) ich einnehmen sollte. Ich brauche nun z.B. nicht mehr jeden Tag Vitamin E und nicht Vitamin B 12, kein Omega 3.

Aminosäuren

Bei der Verjüngung oder dem sogenannten Anti-Aging spielen auch Aminosäuren eine wichtige Rolle. Der Körper braucht 8 existentielle Aminosäuren. Bekommt der Körper von nur einer dieser existenziellen Aminosäuren zu wenig, so läuft er auf Sparflamme, mit angezogener Handbremse, schreibt Dr. Spitzbart auf Telegram. „Er ist nicht krank, aber auch nicht gesund und nicht fit". Mehr Informationen zu Aminosäuren findet man auf „aminosaeure.com". In deren Broschüre (6. Auflage) lese ich, dass Vegetarier sowie Menschen mit chronischen Erkrankungen der Leber und Niere ein hohes Aminosäuren-Mangel-Risiko haben.

„Krebspatienten können von der Einnahme von Aminosäuren und anderen Mikronährstoffen massiv profitieren.

Arginin schützt das Herz vor dem Infarkt, die Durchblutung von Herz und Gehirn wird optimiert. Der richtige Aminosäuren Mix liefert wichtige Vitalstoffe zur Verbesserung der Haarqualität, stärkt die

Nägel und steigert die Spannkraft der Haut. Kreatin, von außen zugeführt, ist gut für die Haut, sorgt für mehr Kollagen (für natürliche Schönheit von innen).

Glutamin ist gut für eine straffe Haut, wird als „Anti-Age-Supplement" und als „Jungbrunnen von innen bezeichnet". Arginin fördert auch den Haarwuchs. Carnitin fördert die Gehirnfunktionen und wirkt vielen Alterungssymptomen entgegen. **Ornithin und Arginin ermöglichen eine gute Nachtruhe.**

Die Wirkung der Aminosäuren ist insbesondere abhängig vom kompletten Vitamin-B-Komplex: Vitamin B 1, 2, 3, 5, 6, 12, Folsäure." (Auszüge aus der Broschüre von aminsaeure.com.).

Es empfiehlt sich, ein Nahrungsergänzungsmittel einzunehmen, dass die notwendigen Vitamine und Mineralstoffe enthält und ein anderes, dass die wichtigen Aminosäuren enthält, alle im Internet erhältlich.

Ich verwendete zuerst L-Glutamin von Verla (Filmtabletten, täglich 2 x 330 mg) und hatte den Eindruck, dass meine Haare sehr fest wurden. Im Kamm waren auch bei verfilzten Haaren nach Haarwäsche und Trockenrubbeln keine rausgerissenen Haare. Dann wechselte ich zu L-Glutamin 750 mg von Sunday Natural. Jetzt reiße ich mir allerdings Haare beim Trockenrubbeln raus, die ich im Kamm finde. Leider hatte ich eine zu große Menge Glutamin 750 gekauft, um schnell wieder zu Glutamin von Verla wechseln zu können. Ich kaufte Verla und nehme nun abwechselnd die beiden Aminosäuren ein. Ergebnis: weniger Haare im Kamm nach dem Duschen und Trockenrubbeln. Die Dosis von 660 mg Verla am Tag (morgens und mittags je 330 mg) ist für meinen Körper offenbar günstiger als die 750 mg einmal am Tag.

Im Internet werden folgende essentielle Aminosäuren genannt: Histidin (semi-essentiell), Isoleucin, Leucin, Lysin, Methionin, Phenylalanin, Threonin, Tryptophan, Valin. Arginin gilt auch als semi-essentiell. Es wird im Internet (Quelle unbekannt) darauf hingewiesen, dass wichtige Körperfunktionen nicht mehr optimal gewährleistet sind, wenn dem Körper eine Aminosäure bzw. ein daraus gebildeter endogener Wirkstoff (z.B. ein Hormon) fehle.

Laut Internet (Quelle unbekannt): „Der Aminosäurenbedarf wird über die tägliche Proteinzufuhr (für Erwachsene 0,8 g/kg Körpergewicht) gedeckt. Hohe zusätzliche Zufuhren einzelner Aminosäuren können unerwünschte Wirkungen hervorrufen."

Um ausreichende Zufuhr von Aminosäuren zu haben, kaufte ich – leider gleich eine Jahrespackung – von Tabletten von Vit4ever, die 32 Substanzen enthalten, also viele Vitamine, Mineralien und auch einige wenige Aminosäuren. Zukünftig würde ich mir die 8 essentiellen Aminosäuren als Kapsel kaufen und Vitamine und Mineralien gesondert. Kapseln mit 8 essentiellen Aminosäuren habe ich mir inzwischen bei Sunday Natural gekauft und nehme die Menge, die mir mein Biotensor rät. Ich nehme täglich 6 Kapseln Arginin zu mir.

Die Schulmedizin geht überwiegend davon aus, dass der Körper viel Eiweiß brauche, um daraus die benötigten Aminosäuren herzustellen. Das steht im Widerspruch, zu dem, was Kulvinskas aus den ihm bekannten Studien herausliest. Auch Dr. med. Doepp (Medizin der Bergpredigt) hält nicht viel von „Eiweiß-Mast". Tatsache ist, dass man Aminosäuren auch mit Lebensmitteln zu sich nimmt. 100 g Reis enthalten z.B. 340 mg Isoleucin, 100 g Ei 738 mg Isoleucin, 100 g Linsen sogar 1.113 mg Isoleucin. Jeder muss entscheiden, welcher Quelle er mehr Glauben schenkt.

Gesundheit: 7 bis 8 Stunden Nachtschlaf

In der ARD-Sendung „Wissen vor 8" wurde kürzlich (Juni 2022) von neuesten Forschungsergebnissen zum Schlaf berichtet. Wer regelmäßig nur 6 Stunden in der Nacht schläft, hat ein vierfach höheres Risiko für Schlaganfall. Das wurde folgendermaßen begründet: Die im Körper normalerweise anfallenden Abfallstoffe werden durch das Lymphsystem zu Leber und Niere geführt und so entsorgt. Das Gehirn hat solch ein Lymphsystem nicht. Es hat ein lymphatisches System mit feinen Kanälen, die tagsüber so eng sind, dass die im Gehirn durch Aktivität der Zellen anfallenden Abfallstoffe nicht entsorgt werden können. Erst in der Nacht, wenn der Körper ruht, wenn Adrenalin und Noradrenalin nicht mehr aktiv sind, weiten sich die Kanäle des lymphatischen Systems und die im Gehirn angefallenen Abfallstoffe können durch die breiten Kanäle abfließen.

Für diesen Vorgang der Entsorgung braucht das Gehirn mehr als 6 Stunden Schlaf, also die empfohlenen 7 bis 8 Stunden.

Ich nehme abends vor dem Schlafengehen eine Kapsel Ornithin.

Der Biotensor als Informationsinstrument

Ich benutze seit etwa 2003 eine Einhandrute nach System Charles Waldemar. Im Prinzip kann man jede im Handel erhältliche Einhandrute dafür nutzen, im Körper vorhandene Informationen abzurufen. Müsste ich mir eine neue Rute kaufen, würde ich sie wahrscheinlich vom System „Neue Homöopathie nach Erich Körbler" kaufen. Sinnvoll wäre es, ein Seminar zur Anwendung der Rute zu besuchen, wie ich es getan habe.

Im Körper sind z.B. alle Informationen gespeichert, die Ärzte per Blutuntersuchung feststellen. Mit meiner Rute kann ich den Cholesteringehalt in meinem Blut mit Genauigkeit bis auf eine Stelle nach dem Komma abfragen. So frage ich auch den Zucker-Status ab. Wenn ich die Dimension kenne für Vitamin D 3, die ich vor einiger Zeit in einer Apothekenzeitung las, kann ich den Status ganz genau abfragen. Zurzeit mache ich es täglich einfacher. Ich frage täglich smit meiner Rute, kreisend über der Kapsel D 3 (7.000 I.E. mit K2), ob mein Körper sie braucht oder nicht.

Ebenso frage ich bei allen Vitaminen und Mineralien, Omega 3 usw., ob mein Körper sie braucht. Lehnt mein Körper ab (= Rute dreht linksherum) wird das Nahrungsergänzungsmittel nicht zum Verzehr vorgesehen. So lehnte u.a. mein Körper an manchen Tagen ab, eine Tablette Calcium einzunehmen, weil ich keine Tablette oder nur eine halbe Tablette benötigte. Bei Kreatin will mein Körper statt 6 Kapseln nur zwischen 3 bis 5 am Tag.

Vor kurzem hatte meine Freundin Erdbeermarmelade beim Norma gekauft mit 55 % Fruchtanteil. Meine Rute lehnte diese Marmelade ab. Beim Durchlesen der Inhaltsstoffe ergab sich, dass der Grund für die Ablehnung war, dass diese Marmelade mehr Chemie enthielt, um sie haltbarer zu machen als Marmelade mit 50 % Zuckeranteil.

Mit der Rute kann man z.B. auch Eier prüfen, ob sie noch gut sind. Das gilt für jedes Lebensmittel und für jedes NEG. Man kann auch prüfen, ob pharmazeutische Medikamente dem Körper helfen oder mehr Schaden zufügen.

Die Rute ist ein sehr nützliches Instrument. Ein Bild zeigt meine Ruten. Die lange Rute nach Charles Waldemar arbeitet schneller, weil sie träger reagiert, aber schneller das Ergebnis anzeigt. Die kleine Rute wirbelt meist einige Zeit sehr schnell hin und her, bis sie zur richtigen Richtung findet. Das nervt oft. Die kleine Rute ist für das Einkaufen, die Reise, gedacht, weil sie sich zusammenschieben lässt. Wenn sich die Rute bei einem Menschen nicht bewegt, ist laut Charles Waldemar der Blockadebrecher,

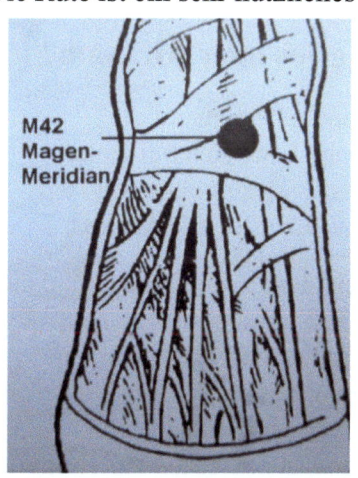

Akupunkturpunkt M-42 (Magen) 1 bis 2 Minuten zu behandeln, damit die in die Füße abgerutschte Energie wieder aufsteigen kann. Der Punkt liegt etwa in Verlängerung des zweiten Zehs auf dem Vorderfuß, kurz vor der Beuge zwischen Fußspann und Schienbein.

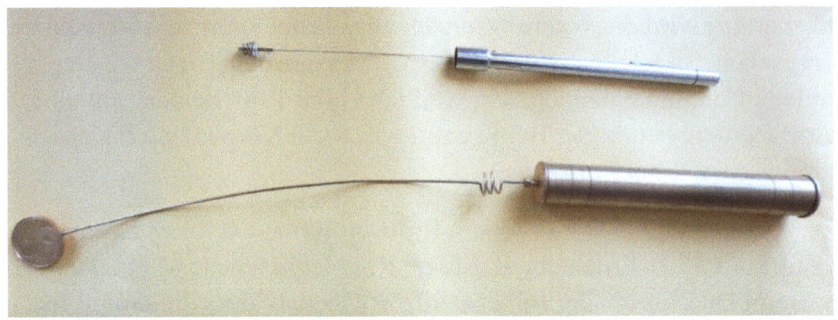

Die Energie für die Bewegung der Rute kommt laut Charles Waldemar von den Chakren des Körpers. Zu beachten ist, dass man bei Anwendung der Rute seine Gefühle und Gedanken auf „neutral" einstellen muss, sonst zeigt die Rute an, was man sich wünscht oder will. Ist man nicht neutral, zeigt die Rute ein falsches Ergebnis an.

Homöopathie – wirkungslos oder wirksam?

Vor mehr als 200 Jahren wurde von Samuel Hahnemann die Homöopathie erfunden bzw. entwickelt und hatte sich bei vielen Krankheiten als Heilmittel bewährt. Sie ist wirksam ohne die schädlichen Nebenwirkungen pharmazeutischer Medikamente.

Nachdem die Homöopathie an Beliebtheit stark zugenommen hat, die Umsätze der Hersteller der Globuli und Tabletten gestiegen sind, die Umsätze der Pharmaindustrie bedroht sind, formiert sich nun eine Gegenbewegung von Ärzten in Verbindung mit der Pharmaindustrie. Der Homöopathie wird vorgeworfen pseudowissenschaftlich zu sein, nur die Wirkung eines Placebos zu haben. Dabei werden Äpfel mit Birnen verglichen.

Pharmazeutische Medikament setzen auf chemische Wirkstoffe, mit der Aussage "keine Wirkung ohne Nebenwirkungen". Die

Nebenwirkungen können Organe, wie z.B. Leber, Niere, Herz usw. schädigen, Schwindel und Ödeme verursachen. Pharmazeutische Medikamente wirken grobstofflich, meist auf alle Patienten gleich. Die Homöopathie wirkt feinstofflich und muss daher an die individuelle Situation des Patienten angepasst werden. Eine Doppeltblind-Studie ist daher bei der Homöopathie nicht möglich.

Die Homöopathie will Ähnliches durch Ähnliches heilen. Vom Symptom ausgehend sucht der Homöopath das Mittel, das in unverdünnter Form genau das Symptom hervorrufen würde, was der Kranke hat und das beim Repertorisieren am Häufigsten Wirkung zeigt, und gibt es ihm dann in potenzierter Form. Je höher die Potenz ist mit umso weniger materieller Substanz umso wirksamer ist das Mittel. Das ist das Gegenteil zu pharmazeutischen Medikamenten.

Die Homöopathie ist im Gegensatz zu chemischen und pflanzlichen Medikamenten eine Informationsmedizin. Sie liefert dem Körper Informationen zur Gesundung, die durch die Krankheit verloren gingen und die nun den Körper zur Selbstheilung anregen sollen. Im Sinne der Quantenphysik ist die Homöopathie eine moderne Heilweise (Medizin), während die Schulmedizin mit pharmazeutischen Medikamenten veraltet ist, die überholten Methoden folgt, die von der Quantenphysik überholt sind.

Dr. med. Doepp zitiert in seinem Buch "Medizin der Bergpredigt, 2000" Dr. J Klasmann, der schreibt: "Leider besteht zwischen der modernen Physik und der Medizin ein zeitlicher Spalt von Jahrzehnten. Die Medizin arbeitet, als ob die subatomare Physik der Felder, Wellen, Quanten und der Vakuumenergie nicht existent wäre." Das ist nur ein sehr kleiner Auszug der Kritik von Dr. Klasmann.

Die Schulmedizin folgt immer noch der Lehre von René Descartes (1596 – 1650), der die Trennung des Körpers in Seele und Geist lehrte. Für die Schulmedizin ist der Körper eine Art Maschine, die man bei Defekten ölen und sogar reparieren müsse. Da die Ursache fast jeder Krankheit in der Seele bzw. dem Geist des Menschen liegt, kann die Schulmedizin nur die Symptome einer Krankheit behandeln. Aber das tut die Schulmedizin auf der Basis wissenschaftlicher Forschung recht erfolgreich. Das Problem der Schulmedizin ist, dass ihre Patienten nicht die Verantwortung für ihre Krankheit übernehmen, sondern dem Arzt die Verantwortung übertragen, sie gesund zu machen.

Die Homöopathie zielt auf Seele und Geist. Wer einmal mit der Homöopathie bei der Behandlung eigener Krankheiten Erfolge erzielt hat, wird diese Heilweise nie aufgeben, egal wie groß der Widerstand der Gegner ist.

Es ist viele Jahre her, dass ich an Bauchschmerzen erkrankt war, als ich noch in Würzburg lebte. Mein Hausarzt verschrieb mir ein Medikament, dass mich von den Bauchschmerzen befreite, kurzfristig, dann waren die Schmerzen wieder da. Ich erhielt erneut das heilende Medikament. Nach kurzer Zeit der „Heilung" waren die Bauchschmerzen wieder da. Nun verweigerte der Hausarzt die erneute Rezeptierung des helfenden Medikaments. Was konnte ich tun?

Irgendwie bekam ich den Rat, das homöopathische Medikament „Colocynthis" einzunehmen. Mir blieb keine andere Wahl. Nach kurzer Zeit wirkte das Colocynthis. Meine Bauschmerzen waren weg und kamen nicht wieder. Ich erzählte das meinem Hausarzt, der die Homöopathie verabscheute. Antwort: „Wer heilt, hat recht, wie schon Paracelsus lehrte". Mein Hausarzt verglich die Homöopathie mit ihren hohen Potenzen mit einem Landwirt, der sich auf sein großes Feld stellt, einen Furz lässt und sagt, „nun ist mein Feld gedüngt".

Seit meinem Erfolg mit Colocynthis – ein Mittel gegen Bauchkoliken und anderem mehr - bin ich ein Anhänger der Homöopathie. Als mir der neue Zahnarzt einen Zahn zog, gab er mir zwei Kügelchen Arnika C 30 mit, die ich in die Mundhöhle legen sollte. Arnika ist dafür bekannt, dass es Blutungen stoppt, was sich bei mir in diesem Fall und in vielen anderen Fällen bewährt hat.

Von der Homöopathie wird gesagt, dass sie nicht schnell wirke. Bei Quetschung an einem meiner Finger nahm ich sofort die Kügelchen des Mittels „Ruta" ein und war überrascht, wie schnell sich meine Schmerzen verringerten.

Vor kurzem stellten sich bei mir Wadenkrämpfe ein, obwohl ich täglich hochdosiertes Magnesium einnehme. Ich nahm daraufhin einige Zeit täglich 2-3 Kügelchen von Cuprum metallicum C 30 ein und hatte keine Wadenkrämpfe mehr. Gegen zu wenig Magensäure hilft Graphites, gegen zu viel Magensäure hilft Acidum muriaticum.

Als ich nach Wertach umgezogen war, besuchte ich den Vortrag einer Heilpraktikerin über Homöopathie vor 20 Frauen und mir als Teilnehmern. Die Frauen waren alle Mütter und behandelten ihre Kinder mit Homöopathie.

Homöopathie kann auch bei trockener Haut helfen. Da muss man allerdings herausfinden, welches der vielen möglichen Mittel für einen persönlich geeignet ist. Ich musste auch herumprobieren und dann mit meiner Rute die richtige Auswahl treffen. Das ist bei mir das Mittel Galphimia glauca C 200, auch Urea pura C 200. Das häufig empfohlene Mittel Thuja hatte bei mir wenig bis nichts bewirkt.

Meine Frau und ich behandelten unsere Hunde nur mit Homöopathie. Als unser letzter Hund in Wertach nicht mehr die 2 Treppen hochkam, gaben wir ihm „Rhus toxicodendron C 30" und kurze Zeit später lief unser Hund wieder leicht die Treppen rauf. Von der Hochschule in Hannover für Tiermedizin ist bekannt, dass sie die Homöopathie einsetzen bei der Aufzucht von Schweinen, mit dem Erfolg von weniger kranken Muttertieren und gesünderen Ferkeln. Die Tiere wissen nicht, dass die Schulmedizin die homöopathischen Mittel als Placebos betrachtet.

Stehen bei einer Beschwerde laut Anwendungsbuch mehrere Mittel zur Wahl an, sagt mir meine Rute bei Befragung welches Mittel den größten Erfolg bringen wird.

In den meisten Büchern zur Anwendung von Homöopathie werden Potenzen von D 6 und D 12 empfohlen. Die Fachärztin für Homöopathie, Frau Dr. med. Carstens, die Frau des früheren Bundespräsidenten, sagte in einem Interview, dass bei den heutigen Umweltbelastungen die Potenz D 30 oder C 30 eher angebracht sei. Die C-Potenzen sind im angelsächsischen Bereich eher der Standard und wirken stärker als D-Potenzen.

Es wurde gesagt, dass die Homöopathie im Alter nicht mehr wirken würde. Das kann ich mit meinen 87 Jahren nicht bestätigen. Ich verwende allerdings nur noch Potenzen von C 30 und C 200. Die meisten Homöopathen dürften entsetzt sein, wenn sie das lesen. Ein indischer Homöopathie-Arzt empfahl in einem Buch, das ich leider bei einem Umzug von einer größeren in eine kleinere Wohnung entsorgt habe, die generelle Anwendung von hohen C 200 Potenzen.

Meine Homöopathie-Ärztin im Allgäu machte vor vielen Jahren eine Anamnese von mir. Ergebnis: Mein Konstitutionstyp sei das Mittel Staphisagria. Ich sollte dann 3 Tage lang Staphisagria C 200 nehmen und dann Staphisagria C 1000. Es war gut wirksam. Sie empfahl mir auch Kalium carbonicum C 30 gegen das Aufeinanderpressen der Zähne im Schlaf. Es wirkt wunderbar! Ich nehme es täglich.

Dr. med. Doepp (in Medizin der Bergpredigt) vertritt die Ansicht, dass Hochpotenzen, höher als D 24, zu stark Einfluss auf die Seele des Patienten nehmen. Sie könnten in spiritueller Hinsicht der Seele schaden. Ich bezweifle, ob das auch für sehr alte Patienten gilt, für die ja die Homöopathie nicht mehr richtig wirken soll. Ich glaube, für mich diese Gefahr zu umgehen mit meiner Vorgehensweise für die Entscheidung zur Nutzung eines Mittels. Meine Rute sagt mir, ob ich eine C 30 oder eine C 200 kaufen und einnehmen soll.

Will ich ein homöopathisches Mittel, z.B. Nux vomica C 200, einnehmen, nehme ich das Mittel in die linke Hand, halte meine Rute (Biotensor) in der rechten Hand und frage: „Vater im Himmel, braucht mein Körper dieses Mittel, um mehr Magensäure zu haben? Dreht sich die Rute rechts herum, nehme ich das Mittel und bitte den Vater, dass er helfen möge, dass das Mittel in meinem Körper gut wirkt. Dreht die Rute links herum, nehme ich das Mittel nicht. So teste ich täglich meine Nahrungsergänzungsmittel (NEGM).

Medikamente und die Macht des Glaubens

Es ist bekannt, dass pharmazeutische Medikamente nur zu 60 bis 70 Prozent wirken.

Vor vielen Jahren, als ich Seminare in den USA hielt, las ich in "USA Today" folgendes zu einer psychologischen Studie: Ein Medikament, was seit vielen Jahren beliebt und wirksam gewesen war, hatte plötzlich nur noch eine Wirksamkeit von 30 bis 40 Prozent, wenn der Patient es erneut verschrieben bekam. Der Grund war, so stellte sich heraus, dass es inzwischen vom Wettbewerber ein neues Medikament gab, was stark beworben wurde, und von Ärzten nun bevorzugt verschrieben wurde. Der Glaube der Ärzte an das neue Medikament war größer als der Glaube an das bisherige Medikament. Der Glaube der Ärzte, ihre Überzeugung, so ergab die psychologische Studie, übertrug sich auf die Patienten. Deshalb wirkte das alte Medikament nicht mehr so gut wie zuvor.

In einer Gesundheitszeitschrift las ich vor einigen Monaten folgendes. Eine Studie hatte ergeben, dass ein Placebo in ca. 70 % der Fälle genauso wirksam war wie ein pharmazeutisches Medikament, auch wenn der Patient es im Bewusstsein einnahm, dass es ein Placebo ist, aber dass er dem Placebo die gleiche Wirksamkeit zusprach wie dem pharmazeutischen Medikament. Der Vorteil dieser Methode ist, die gleiche Wirksamkeit wie beim Pharma-Medikament zu erreichen, jedoch ohne die schädlichen Nebenwirkungen, die fast immer mit pharmazeutischen Medikamenten verbunden sind. Funktioniert das?

Ich habe es ausprobiert. Als ich noch an Neurodermitis erkrankt war, nahm ich zur Nacht ein Antiallergikum ein. Ich ersetzte dieses Medikament mit einem Placebo und erzielte tatsächlich die gleiche Wirkung.

Um nachts gut zu schlafen, nehme ich nunmehr vor dem Zubettgehen eine Kapsel Ornithin (Aminosäure) ein und bitte Gott darum, dass mir diese Kapsel eine gute Nachtruhe verschafft. Funktioniert zu 99 %.

Es zeigt sich immer wieder, dass der Glaube eine sehr starke Wirkung hat und oft entscheidend ist für unsere Gesundheit und unser Lebensglück.

Glaube ich, nicht gesund zu sein, so wird es dann sein. Glaube ich krank zu sein, so bin ich auch krank, gleich oder etwas später. Meine Glaubenssätze bestimmen mein Leben.

Es wird daher empfohlen, auch wenn man selbst tatsächlich krank ist, möglichst nicht über die eigene Krankheit zu sprechen. Sage ich z.B., dass ich die Krankheit X habe, so bejahe ich damit die Krankheit X und ich verfestige sie. Anstelle von Krankheit zu sprechen, sollen wir von unserer Gesundheit sprechen und damit unsere Gesundheit bejahen. Insofern war die Methode des französischen Apothekers Émile Couè gut und wirksam, seine Autosuggestion vor dem Einschlafen 20mal zu wiederholen: „Es geht mir von Tag zu Tag immer besser und besser".

Natürlich wäre es noch besser, von vornherein zu bejahen, dass man vollkommen gesund sei. Das dürfte allerdings schwierig sein, wenn man von heftigen Schmerzen geplagt wird.

Zu hoher Blutzucker – Diabetes 2?

Ältere Menschen stellen oft fest, dass bei ihnen der Blutzuckerspiegel ansteigt, obwohl sie an der Ernährung nichts geändert haben. Ich vermute, dass die Bauchspeicheldrüse dann etwas träger arbeitet, wie so manche anderen Organe. Was kann man tun. Erster Schritt wäre, die Aufnahme von Kohlenhydraten zu reduzieren, da diese zu Zucker verstoffwechselt werden. Stattdessen mehr Gemüse essen. Wer glaubt, dass er dann nicht richtig satt wird oder zu früh wieder Hunger hat, irrt sich. Ich habe als reiner Vegetarier eher weniger Hunger, weniger früh Hunger als meine Freundin, die mehr Kohlenhydrate bevorzugt. Außerdem kann man eiweißreiche Fleischersatzprodukte zum Gemüse essen. Ich lernte von einem Diabetiker, dass man die Wirkung von Kohlenhydraten entschärfen kann, indem man Reis, Nudeln oder Kartoffeln am Tag vorher kocht und sie über Nacht im Kühlschrank stehen lässt. Werden sie am nächsten Tag zur Mahlzeit aufgewärmt, produzieren sie weniger Zucker laienmäßig ausgedrückt.

Eine andere Möglichkeit ist, Linsen in Nudelform zu verwenden oder Kichererbsen in Nudelform zu verwenden. Auch hier ist der Kohlenhydratanteil geringer.

Auch bei gleicher Nahrung produziert mein Körper weniger Blutzucker. Der Grund hierfür ist, dass ich etwa dreimal am Tage die Funktion meiner Bauchspeicheldrüse anrege, in dem ich meinen Rücken mit meinen Daumenknöcheln etwa 10-15 mal von oben nach unten streiche. Dazu soll man die Akupressurpunkte MP 4 (eine Handbreit vor dem Innenknöchel am Fuß), den MP 6 und den KS 6 drücken. So empfiehlt es Dr. med. Frank R. Bahr in seinem Buch „AKUPRESSUR".

Ich messe häufig meinen Blutzucker mit meiner Rute. In der Regel habe ich nüchtern einen Wert von 85 mg/dl. Andere Menschen sind in meinem Alter oft bei 100 mg/dl oder mehr.

Die Dosis macht den Unterschied

Es ist allgemein bekannt, dass die geringe Dosis von einem pflanzlichen Mittel heilt und die zu hohe Dosis tödlich sein kann. Man glaubt, dass man dieser Gefahr selten oder gar nicht ausgesetzt ist.

Nun wird in letzter Zeit von einem Arzt in Internet eher propagiert, dass bei Mangel von Vitaminen, Aminosäuren und Nahrungsergänzungsmitteln eher überdosiert werden sollte, als eine zu geringe Dosis zu nehmen. Mir leuchtete das zunächst ein.

Vor kurzem las ich, dass Forscher festgestellt haben, dass eine bestimmte Substanz, vereinfacht ausgedrückt, für den Haarwuchs verantwortlich ist. Zu wenig von dieser Substanz lässt die Haare nicht wachsen, zu viel von dieser Substanz lässt Kahlköpfigkeit entstehen. Es ist im Moment wohl noch nicht bekannt, wo die Grenze ist für gesundes Haarwachstum.

Diese Information machte mich darauf aufmerksam, dass es das Problem der richtigen Dosierung auch bei allen Vitaminen, Mineralien, Aminosäuren und Nahrungsergänzungsmitteln geben könnte. Die richtige Dosis würde aufbauend, stärkend wirken, eine zu hohe Dosis ggfs. abbauend, schwächend. Erforscht ist hier wohl noch wenig.

Ich prüfe daher mit meinem Biotensor, meiner Rute, jeweils wie viele Tabletten oder Kapseln ich täglich von Vitaminen, Mineralien, Aminosäuren und Nahrungsergänzungsmitteln (z.B. Calcium, Vitamin B 12, Vitamin E) nehmen sollte. Es gibt Tage, da brauche ich z.B. 1 Tablette Calcium und andere Tage keine. Vitamin B 12 und Vitamin E und Omega 3 brauche ich meist nur jeden zweiten Tag. Mein Körper weiß am besten, was gut für ihn ist.

Die Macht der Psyche

Der Sinnpfeiler wankt. In einer Partnerschaft entsteht ein Konflikt. Die Freundin entzieht dem Freund einen Teil ihrer Zeit für ihn. Sie will 2 Tage in der Woche für sich haben und will am Wochenende nicht mehr bei ihm schlafen. Der Freund ist dann an diesen 2 Tagen ohne ihren Besuch, der meist ca. 6 Stunden dauert, von mittags bis spät nachmittags.

Das Ego des Freunds fühlt sich verletzt. Alle Gedanken, dass es auch gut für ihn sein könnte, wirken nicht so richtig, Das Unterbewusstsein leidet an der Kränkung und sieht die Beziehung gefährdet. Soll er sie verlassen, durch eine andere Frau ersetzen? Für das Unterbewusstsein ist die Beziehung mit der Freundin ein Sinnpfeiler. Dieser Sinnpfeiler wankt nun, ist nicht mehr sicher.

Plötzlich hat der Freund im linken Knie, das für das Private steht, Schmerzen und hat in diesem Knie keine volle Kraft mehr, kann keine Treppe mehr laufen ohne Schmerzen. Der Mensch wankt, so wie der Sinnpfeiler wankt.

Anfangs wirken im Freund alle rationellen Überlegungen und gedanklichen Beschwichtigungen mit Suche nach dem Positiven für ihn nicht. In dieser Situation wirken alle alternativen Heilmethoden nicht wirklich, lösen nicht das Problem.

Es dauert einige Tage, bis der Freund eine Strategie für die Verwendung der freien Tage entwickelt, geplant hat und so das Unterbewusstsein von den Vorteilen überzeugt. Der wankende Sinnpfeiler wird durch neu geplante Sinnpfeiler ersetzt werden. Das macht das Unterbewusstsein frei. Das linke Knie wird wieder stark und stabil wie zuvor. Das Erstaunliche ist, dass es etwa 14 Tage dauerte, bis das Problem gelöst war.

Interessant ist, dass auch bei der Freundin Schmerzen im linken Knie auftraten, die ebenfalls nicht schnell zu beseitigen waren. Dr. med.

Doepp meint, das Knie stehe auch für Unterwerfung. Das auch ein wankender Sinnpfeiler die Ursache sein könnte, ist für mich eine neue Erkenntnis.

In Büchern über die Sprache der Organe findet man psychische Hinweise zu Beschwerden im Knie, links für die Privatsphäre, rechts für die berufliche Sphäre. Beschwerden im Knie stehen dafür, dass man vor etwas Anderem kniet, vor anderen Menschen, vor Urteilen anderer, vor Profitdenken oder Ähnlichem.

Ich kann diese Erkenntnis aus eigener Erfahrung bestätigen. Wenn mein Knie schmerzt, frage ich mich sofort, wovor ich wohl knie. Kommt mir die Erkenntnis, wovor ich knie, ist der Schmerz so plötzlich weg, wie er gekommen ist. So war es zumindest bisher.

Meine verstorbene Frau machte die gleiche Erfahrung, wie plötzlich ihr Knieschmerz verschwand, wenn sie erkannte, wovor sie kniet. Dieser Rat muss nicht immer wirken. Als meine Frau im Alter von etwa 75 Jahren nur mit leichten Schmerzen bergab und treppab gehen konnte, half ihr das Nachdenken nicht, wovor sie wohl knien könnte.

Eine Person aus meinem Bekanntenkreis hatte seit 20 oder gar 30 Jahren Beschwerden an einem Fuß. Die Person vertraute mir. Ich versuchte mit Frequenztherapie und diversen Chipcards den Schmerz zu beseitigen, mit wechselndem Erfolg. Als ich mit der Zeit in Gesprächen die Lebensgeschichte dieser Person kennen lernte, erkannte ich, dass dem Schmerz ein vor 20 oder 30 Jahren entstandener Schuldkomplex zugrunde lag. Der Schuldkomplex wurde durch einen Vergebungsprozess behoben. Einige Wochen später waren die langjährigen Schmerzen am Fuß für immer verschwunden.

Unsere Psyche ist offenbar von sehr komplexer Natur. Ist die Beziehung zwischen Partnern gestört, evtl. seit längerer Zeit, können sich bei beiden Partnern oder zumindest bei dem sensibleren Partner diverse körperliche Beschwerden zeigen. Und es entsteht ein Marathonlauf zu diversen Ärzten.

Dabei wäre es hilfreicher, die Störung in der Beziehung zu analysieren, alle Möglichkeiten auszuschöpfen, sie zu reparieren, zu harmonisieren, oder im ungünstigsten Falle eine Trennung in Erwägung zu ziehen. Einige Hinweise, bzw. Ansätze, eine gestörte Beziehung zu heilen, finden sich in meinem Buch: "Gebet und Heilung".

Die Frage ist, ob der Sinnpfeiler schon verloren ist oder erst durch eine Trennung verloren gehen würde und was das für die betreffende Person bedeutet. Wo findet die Person Ersatz für den verlorenen Sinnpfeiler. Das ist ein Problem, das in vielen Partnerschaften eine Rolle spielen dürfte.

In 1982 ermöglichte mir ein Medium, Fragen an meinen Schutzgeist zu stellen. Er bezeichnete meine Ehe als gut. Aber sie würde noch besser werden, wenn ich meiner Frau täglich eine Rose schenken würde. Ich sollte keine echte Rose schenken, sondern in Gedanken meiner Frau die Rose überreichen. Ich folgte dem Rat und es wirkte sich positiv aus. Zur Nachahmung empfohlen!!

Depression

Viele Menschen leiden heutzutage unter Depressionen und nehmen Antidepressiva. Vielleicht könnten sie sich einmal kritisch hinterfragen, ob zwischen ihrer Wunschvorstellung, wie ihr Leben sein sollte und der Realität ihres Lebens eine zu große Diskrepanz ist. Wenn das der Fall sein sollte und man deshalb in dieses Loch fällt, stellt sich die Frage, in welcher Richtung man sich anpassen sollte. Man kann viel Energie und Opfer aufbringen, seine Wunschvorstellung zu erreichen. Will man diese Energie und Opfer nicht aufbringen, müsste man besser die Wunschvorstellung an die jetzige reale Situation anpassen, also dass die Wunschvorstellung identisch sein sollte mit der realen Situation. Natürlich sind auch Zwischenlösungen möglich. Man sollte sich auch kritisch prüfen, ob man zum Erreichen des Wunschergebnisses über die erforderlichen intellektuellen Fähigkeiten (Intelligenz) und das notwendige Wissen verfügt.

Vorstehendes ist laienhaft gedacht. Aber wenn ich in Depression verfallen würde, würde ich mich kritisch hinterfragen. Bei fast jeder organischen Veränderung liegt die Ursache im falschen Denken und Verhalten. Man kann auch ohne Erreichen eines Wunschziels glücklich sein. Dr. med. Spitzbart schreibt in einem seiner Posts: "Glücklich ist nicht, wer viel hat, sondern wer wenig braucht."

Der Bioenergetiker Charles Waldemar erklärt in seinem Buch "Jung durch Bioenergie" auf Seiten 242-242 warum Frauen doppelt so häufig wie Männer an schweren Depressionen leiden. Emanzipierte Berufsfrauen würden häufiger erkranken als ihre nicht berufstätigen Artgenossinnen. Die tiefere Ursache liege in der Verschiebung der Yin-Werte der Frau hinüber zu den Yang-Werten des Mannes, was auch eine Schwächung der Hypophyse zur Folge habe.

Die Yin-Werte stünden für alles Weibliche, Nachgiebige, Vertiefte, Subtile, Intuitive, Träumerische, Weiche usw. Diese Werte würden unterbewusst verdrängt. Die Berufsfrau müsse die Yang-Rolle des Mannes spielen. Aus dem Überbewerten der Yang-Tendenz komme es zu einem Verlust an Lebensenergie, zu einer komplexen Regelungsstörung, zu einer Dysfunktion in der Balance von Minus und Plus. Die Polarität, die ausgeglichen sein müsse, gerate außer Takt.

Auf Seite 342 seines Buchs empfiehlt Waldemar das Aufsuchen eines Facharztes. Aber er schreibt, dass die Akupunktur-Behandlung von Niere 1 und der anderen Nierenpunkte Ni 2, 3, 4 sowie auch des MP 45 und des Magens 42 direkt Wunder bewirken könnten. Es sollte auch das Kundalini-Zentrum LG 1 (Steißbein) aufgeladen werden. Auf Seite 372 schreibt Waldemar, dass Ärzte immer wieder berichten, mit seinem Gerät schwerste Depressionen geheilt zu haben.

GEISTIGE HEILUNG

Ein Erfahrungsbericht - Neurodermitis

Geistige Heilung ist die Ganzheitsheilung von Körper,
Seele und Geist.

Die physische Heilung bringt meist nur die Symptome einer Krankheit
zum Verschwinden. Die ursächlich in der Seele liegende Krankheit
wird verdrängt, tritt an anderer Stelle auf oder tritt später an gleicher
Stelle wieder auf. Die geistige Heilung heilt vollends, Körper, Seele
und Geist.

Im Reich Gottes gibt es nur Liebe und vollkommene Harmonie, aber
keine Krankheit. Wer also auf Erden die Liebe Gottes lebt und in
vollkommener Harmonie ist, ist demnach gesund.

Harmonie ist der oder ein Schlüsselfaktor für Gesundheit. Die TCM,
die traditionelle Chinesische Medizin, geht davon aus, dass der
Mensch gesund ist, wenn alle Meridiane im Gleichmaß schwingen,
also in Harmonie, sind. Wie gelange ich in Harmonie?

Gott gab hierzu folgenden Rat: „Nimm alles, was auf dich zukommt
dankbar an und übergebe es mir. Ich werde dann alles so richten, wie
es gut für deine Seele ist", sinngemäß wiedergegeben. Es bedeutet,
dass wir uns mit allen Problemen an Gott wenden sollen, mit ihm
Zwiesprache halten. Er sagt auch, dass wir ihm Probleme übertragen,
sie aber dann wieder zurückholen, um sie selbst zu lösen, weil wir
offensichtlich zu wenig Vertrauen in ihn haben. Eine schwierige
Sache! Tatsächlich wollen wir die Probleme meist selber lösen, was
wohl zu weniger guten Ergebnissen führen dürfte.

Es heißt auch, „liebe Gott über alles und deinen Nächsten wie dich
selbst", Lukas 10:27. Das sind alles Anforderungen an die Gläubigen,
mit denen viele wohl ihre Schwierigkeiten haben werden, sie zu

erfüllen. Gibt es trotzdem Hoffnung? Ja, ich glaube daran, wenn wir ehrlichen und guten Willens sind.

Wenn wir krank sind, liegt es an unserem gegen Gottes Gesetze gerichtetem Fühlen, Empfinden, Denken, Reden und Handeln. Die Leser*innen mögen mir verzeihen, wenn Wiederholungen an verschiedenen Stellen des Buchs auftreten. Ich versuche, Themen unter verschiedenen Aspekten zu betrachten.

Es wird Kranken empfohlen, so habe ich es gelesen, sich vorzustellen und fest daran zu glauben, keinen Zweifel daran zuzulassen, dass man vollkommen gesund ist. „Es geschehe nach eurem Glauben", sagte einst Jesus von Nazareth sinngemäß (Mt 9,29), anders ausgedrückt: nach deinem Glauben wird dir gegeben. Das ist oft unser Problem. Wir haben Schmerzen, fühlen uns krank und sollen fest daran glauben, vollkommen gesund zu sein. Was können wir tun? Mit persönlichen Erfahrungen will ich eine Antwort geben.

Grundsatz 1: Vergebungsprozess

Bei etwa 90 % aller Krankheiten ist die Ursache dafür eine geistige Fehlhaltung. Das ist nur dann nicht der Fall, wenn die Krankheit auf zum Beispiel einen unergonomischen Arbeitsplatz mit dadurch bedingter körperlicher Fehlhaltung zurückzuführen ist oder durch z.B. zu hoher Belastung durch schweres Tragen, wie es oft am Bau der Fall ist. Auch psychischem Stress muss wohl nicht immer eine geistige Fehlhaltung zugrunde liegen.

Wird als Ursache einer Erkrankung eine geistige Fehlhaltung erkannt, so ist die erste Aufgabe, in Gedanken oder auch persönlich, für das eigene Fehlverhalten um Vergebung zu bitten, die Fehlhaltung aus tiefstem Herzen zu bereuen und außerdem dem Nächsten seinen Anteil am Konflikt zu vergeben und Wiedergutmachung zu leisten, wo es noch möglich ist. So sieht es die Bibel vor.

Sprich nie Negatives über deinen Nächsten!

Diesen Grundsatz habe ich oft gelesen. Er leuchtet mir auch ein als Essenz geistiger Gesetze. Dieser Grundsatz ist nicht leicht einzuhalten, weil wir oft immer wieder „verführt" werden, im Gespräch mit anderen von einem unserer Nächsten Negatives zu berichten. Es wird also wohl immer wieder passieren, als Saat (Ursache). Damit sind wir wieder im Gesetz von Ursache und Wirkung. Und das hat negative Folgen für uns. Aber wir können die für uns negative Wirkung aufheben, indem wir unseren Fehler von Herzen bereuen und den Nächsten in Gedanken um Vergebung bitten.

Grundsatz 2: Bejahung der Gesundheit

Die wichtigste Maßnahme ist, nie wieder von der eigenen Krankheit zu sprechen. **Indem man von der eigenen Krankheit spricht, bejaht und verstärkt man die eigene Krankheit.** Man sollte daher auch seine Umgebung bitten, nicht von der Krankheit zu sprechen, unter der man leidet. Das ist oft nicht einfach, da es den Kranken drängt, sich anderen in Bezug auf seine Krankheit mitzuteilen, um deren Mitleid oder Mitgefühl zu bekommen. Aber was nützt dem Kranken das Mitleid bzw. Mitgefühl seiner Umwelt, wenn es seine Krankheit verfestigt, also ein Hemmnis für die mögliche Gesundung ist?

Meine Prostatitis

Meine erste Erfahrung mit geistiger Heilung war relativ simpel. Ich hatte seit längerer Zeit eine Prostatitis. Mein Hausarzt verschrieb mir dreimal hintereinander Sulfonamide (in meiner Erinnerung). Die Prostatitis war damit nicht beseitigt und schmerzte weiterhin. Mein Hausarzt lehnte es ab, erneut Sulfonamide oder Ähnliches zu verschreiben, weil es zu riskant wäre. So stand ich zunächst ohne eine Lösung meines Problems da.

Ich versuchte es nun mit geistiger Heilung, wie ich es schon mal gelesen hatte. Der Versuch der geistigen Heilung bestand darin, dass ich mir in der Bauchgegend der Prostata ein weißes, hellstrahlendes, heilendes Licht vorstellte, und zwar mehrmals am Tag. Es dauerte einige Wochen, dann war die Prostatitis geheilt.

Mein Magen

An eine weitere erfolgreiche geistige Heilung erinnerte ich mich erst, als dieses Buch schon fast fertig war. Als sensibler Mensch ist mein Magen eine meiner Schwachstellen. Mehrere Versuche (1975), eine Magenspiegelung durchzuführen, waren misslungen. Meine

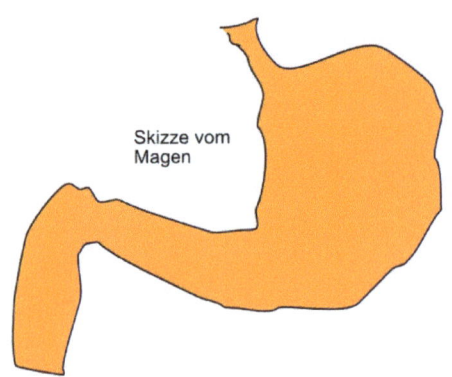

Skizze vom Magen

Speiseröhre war dabei ziemlich verletzt worden. Ich musste mir selber helfen.

Ich besorgte mir ein Bild vom Magen, damit ich seine Form mit weißem Licht bestrahlen kann. Nachstehend eine Skizze vom Magen (abgezeichnet von einem Anatomie-Bild). Oben ist das Ende der Speiseröhre (wohl etwas zu schmal gezeichnet). Die senkrecht nach unten zeigende Röhre ist der Zwölffingerdarm.

Diese Form habe ich mir in meinem Bauch vorgestellt, beginnend direkt unter dem Brustbein, etwas auf der linken Seite beginnend, sich erstreckend in Richtung der rechten Seite, wo der Magen sich dann mit dem Zwölffingerdarm verbindet.

Diese Form habe ich mir vorgestellt und mit göttlichem, strahlendem, heilendem Licht durchstrahlt, immer wieder, wenn ich daran dachte. Nach einiger Zeit hatte ich keine Magenbeschwerden mehr.

Grundsatz 3. Geduld

Im Reich Gottes gibt es keine Zeit. Eine geistige Heilung kann also längere Zeit erfordern, länger, auch viel länger, als man es sich wünscht.

Es gab wohl später noch andere Krankheiten, bei denen mir das göttliche Licht geholfen hat, die Krankheit loszuwerden. Mir fehlt allerdings die Erinnerung daran. Aber in mir hat sich der Glaube als feste Überzeugung festgesetzt, dass sich jede Krankheit mit der Hilfe Gottes, also mit geistiger Heilung heilen lässt.

Bei vielen meiner Krankheiten habe ich die geistige Heilweise nicht genutzt, sondern nur alternativen Heilweisen vertraut. Warum? Ich weiß es nicht. Vielleicht war ich damit zufrieden, zunächst die Symptome loszuwerden. Die Heilung mit Elektroakupunktur dauerte bei mir aber auch oft 3 Monate, bei ein- bis zweimaliger Anwendung pro Woche.

Auf die geistige Heilung bin ich erst wieder zurückgekommen, als es nicht anders ging. Im Alter von 85 Jahren, im Juli 2020, erkrankte ich an Neurodermitis.

Der Auslöser, so glaube ich, war ein Konflikt mit meiner Freundin, die ich nach dem Tode meiner Frau gefunden hatte und die getrennt von mir wohnt. Aus für mich nicht ganz erklärbarem Anfall von Egoismus ärgerte ich mich – mit innerem Zorn - darüber, dass meine Partnerin, sich mit Freundinnen treffen wollte und nicht zu mir kam. Sie wusste und ahnte nichts von dem in meinem Inneren tobenden Zorn. Als ich meine Partnerin kennen und lieben gelernt hatte, hatte ich mir vorgenommen, sie glücklich zu machen und ihr die Freiheiten zu geben, die sie braucht. Insofern passte mein Zorn überhaupt nicht zu dem, was ich mir vorgenommen hatte. Ich verstand mich selber nicht mehr. Kurze Zeit später brach die Neurodermitis aus.

Die Hautärztin sagte mir, dass mir meine Homöopathie (Cardiospermum) nicht helfen könne. Sie verschrieb Cortison, später empfahl sie noch Eucerin zur Hautpflege. Ich brauchte viel Cortison-Creme für den gesamten Körper (ohne Kopf), was zu erheblichen Wassereinlagerungen an meinen Beinen führte.

Neurodermitis gilt allgemein als unheilbar. Damit wollte ich mich nicht abfinden. Ich ging zu einem Heilpraktiker, der glaubte, mit Darmsanierung die Neurodermitis heilen zu können. Viele teure alternative Medikamente, 4 Wochen kein/wenig Zucker. Teure Honorare. Es brachte mir nichts.

Es wurde noch schlimmer. Ich fror, schwitzte gleichzeitig und hatte Schüttelfrost trotz warmem Zimmer. Ich hüllte mich zusätzlich zur Woll-Strickjacke noch mit einer Wolldecke ein. Mein Hausarzt wusste nach einigen Versuchen mit Antibiotika keinen Rat. Er verschrieb mir Pregabalin, 50 mg, später 75 mg, ein Nervenmittel, das die peripheren Nerven dämpfen sollte. Das Mittel half nach einiger Zeit gegen Schwitzen, gleichzeitiges Frieren und Schüttelfrost. Es blieb aber als Nebenwirkung eine leichte Berührungsempfindlichkeit der Haut zurück, die durch meine geistige Heilung gemindert wurde, nicht mehr störend ist. Im Februar 2022 habe ich mich dann aus diesem Nervenmittel ausgeschlichen. Ich wollte keine pharmazeutischen Mittel mehr einnehmen. Es ist unglaublich, welche Nebenwirkungen man bekommen kann.

Irgendwann hatte ich angefangen, mich geistig zu heilen, indem ich mir vorstellte, weißes Licht würde mich durchleuchten. Es brachte zunächst keine Besserung., weil ich es nur sporadisch anwandte, nämlich beim Laufen in der Stadt. Offenbar kann man sich dabei nicht genügend auf diese Heilung konzentrieren.

Ich hatte wieder mit Qi Gong Übungen begonnen zur Beruhigung meines Nervensystems. Meine Lehrerin, die irgendwie von meiner Neurodermitis erfuhr, hatte, wie sie erklärte, 2 Kinder, die mit

Bioresonanztherapie von Neurodermitis geheilt wurden. Ich ging in Kempten zu einem Heilpraktiker, der Bioresonanztherapie anbot. Nach 6 Sitzungen erkannte ich, dass er mir in meinem hohen Alter vermutlich nicht helfen kann.

Ich holte mir dann Rat von einer auf Hautkrankheiten spezialisierten Heilpraktikerin im Allgäu, eine Autostunde entfernt von mir. Ihre Ratschläge, spezielles Waschpulver, spezielle Zahncreme, Olivenöl zur Hautpflege (vertrug ich gar nicht), kein Soja, keine Nüsse usw. zielten auf Eindämmung des Symptoms. Ihr Rat brachte keine Heilung.

Mir fielen die wenigen verbliebenen Kopfhaare aus. Starke Hautschuppen bildeten sich auf meiner Kopfhaut und an meinen Schläfen.

Etwa ein Vierteljahr nach Auftreten der Neurodermitis bildete sich an meinen Füßen eine dicke Hornhaut, fast so dick und fest wie bei einem Krokodil. Die vom Hautarzt verschriebene Creme und die im Handel gegen Hornhaut käufliche Creme halfen nicht. Ich probierte wochenlang damit herum, ohne eine Besserung zu erreichen. Wurde die Hornhaut abgetragen, wuchs sie schnell wieder nach. Ich fand psychisch keine Erklärung hierfür und glaubte mit meinem sozialen Umfeld im Frieden und in Harmonie zu sein.

Ich hatte plötzlich Wasser in Füßen und Beinen, dicke Beine, Knöchel und Füße. Die Schuhe passten nicht mehr. Ich kaufte neue Schuhe. Mein Arzt riet mir, Stützstrümpfe zu tragen. Das wollte ich nicht.

Die bisherige Einnahme von Lymphomyosot, ein homöopathisches Mittel gegen Ödeme, war eine sehr teure Angelegenheit und reduzierte nur so lange das Wasser in meinen Beinen, auch nicht vollständig, so lange ich diese Tabletten nahm. Ich nahm dann stattdessen die homöopathischen Mittel Kalium carbonicum und Arsenicum album. Sie wirkten weniger gut, aber mit geringeren Kosten.

Im Internet suchte ich mir ein Bild von gesunden Füßen. Dieses Bild auf meinem iPhone sah ich mir täglich öfter an. Ein Bild ist bekanntlich wirksamer als viele Worte. Ich ließ auch immer wieder mal, also nicht so regelmäßig, helles strahlendes Licht durch meine Füße fließen. Nach einiger Zeit löste sich die Hornhaut mehr und mehr ab. Nach etwa 4- 5 Monaten war sie wieder verschwunden. Die Haut meiner Füße ist wieder wie vor der Neurodermitis, weich und ohne Hornhaut.

Ich fuhr wegen der Neurodermitis auch zweimal zu einem geistigen Heiler, eine halbe Autostunde entfernt, dessen Behandlung jeweils 4 - 5 Minuten dauerte, ohne Erfolg.

Vor vielen Jahren (1982) hatte ich selbst kurzzeitig als geistiger Heiler gewirkt. Meine Behandlung an meiner damals 80 Jahre alten Sekretärin (in meinem neuen Job) dauerte jeweils etwa 15 bis 20 Minuten. Das Heilungsergebnis (jeweils durch Gott) war Heilung eines durch Sturz verletzten Knies, Beseitigung eines Überbeins an der Hand und Beseitigung eines schwarzen Flecks auf der Lunge. Bei einem Lieferanten wurde ein sehr schmerzhafter Trigeminusanfall, aufgrund dessen er nicht mehr fahrtüchtig war beseitigt, sodass er nicht übernachten musste, sondern noch 2 Stunden nach Hause fahren konnte. Bei meiner Frau und Tochter wurden Unterleibsschmerzen und Kopfschmerzen beseitigt.

Ich gab es damals auf, als geistiger Heiler zu wirken, als ich erfuhr, dass ich mich an Patienten schuldig mache, die ihre geistigen Verfehlungen, welche die Ursache ihrer Krankheit waren, nicht durch tiefste Reue und um Vergebung-bitten und Vergeben in Ordnung gebracht hatten. Ich konnte ja nicht wissen, wie sie denken.

Meine zwischenzeitlichen Bemühungen, mich bei meiner Neurodermitis auf geistige Heilung zu programmieren, waren längere Zeit wenig bis gar nicht erfolgreich geblieben. Ich bejahte meine

Gesundheit, teilweise auch mit Vorstellung von durchlichtetem Körper, aber nur sporadisch. Es brachte mich nicht voran.

Ich fand in meiner Bibliothek ein Buch von Kurt Tepperwein mit dem Titel: „Geistheilung durch sich selbst – Gesund und glücklich durch Psychokybernetik und Hypnomeditation". Das Buch ist interessant und lesenswert. In meinem Fall glaubte ich, die im Buch beschriebene „Tafeltechnik" in Verbindung mit der „21-Tage-Technik" könnte mich von der Neurodermitis befreien.

Bei dieser Technik zählt man sich runter in Trance, indem man mit entsprechenden Farben von 7 bis 1 runterzählt und sich an den gewählten Entspannungsort begibt. Der Entspannungsort kann ein schon besuchter Ort, wo man sich sehr wohlfühlte und glücklich war oder auch ein virtueller Garten sein.

In dieser leichten Trance stellt man sich an diesem Ort eine Tafel mit einem weißen Rahmen und eine Tafel mit einem schwarzen Rahmen vor, per Imagination. Auf die Tafel mit schwarzem Rahmen schreibt man den Krankheitszustand, den man loswerden will. Voller Wut zertrümmert man die Tafel mit dem schwarzen Rand mit der per Imagination darauf geschriebenen Krankheit. Auf die Tafel mit dem weißen Rand schreibt man dann, wie der gewünschte Zustand, die Gesundheit, aussehen soll. Man muss dem Unterbewusstsein klar sagen (= sich bildhaft vorstellen), was erreicht werden soll. Es ist unnötig zu imaginieren, **wie** das geschehen soll. Die gewünschte Wirkung muss man sich immer wieder bildhaft vorstellen.

Bei der 21-Tage-Tecchnik soll man diesen vorstehend beschriebenen Vorgang vor dem Schlafengehen und am Morgen nach dem Aufwachen 21 Tage lang wiederholen. Wenn dann noch kein Erfolg eingetreten ist, soll man das drei Monate lang machen. Das Wichtigste bei diesem Verfahren ist, dass man ganz fest an den Erfolg glaubt, so wie Jesus sagte: nach eurem Glauben wird euch gegeben. Es darf keinen Zweifel am Erfolg geben.

Ich habe die 21-Tage-Technik zweimal gemacht und dann noch mal 3 Monate. Ohne Erfolg. Mein Misserfolg lag wohl darin begründet, dass ich erwartet hatte, dass sich innerhalb der 21 Tage jeden Tag eine Verbesserung meines Zustands zeigen würde, was nicht der Fall war. Andererseits konnte ich nicht glauben, dass am 21. Tag oder 22. Tag die Krankheit schlagartig verschwunden sein würde. Ich musste also nach einer neuen Lösung suchen.

Jetzt setzte die Führung Gottes ein. Ich musste zum Notarzt-Dienst fahren wegen einer Wundrose am Schienbein. Ich suchte im Bücher-Regal nach einem bestimmten Buch zum Lesen während der langen Wartezeit. Auf die Schnelle konnte ich es nicht finden, aber es fiel mir ein Buch entgegen, das ich vor sehr vielen Jahren schon einmal gelesen hatte. Autor: Dr. Masaharu Taniguchi, Titel: „Die Hochschule des Glücklichseins und Glücklichwerdens". Ein wunderbares Buch!!

Taniguchi überzeugt die Leser*innen seines Buchs an vielen Stellen, liebevoll und Gott gegenüber dankbar zu sein. Er erklärt seine Sicht von Ursache und Wirkung, was wir säen, werden wir auch ernten. Das bedeutet, dass alles Negative (auch das Positive), was von uns zu unseren Mitmenschen ausgegangen ist, wieder auf uns zurückfällt.

Taniguchi empfiehlt die Reinigung des Unterbewusstseins von den Resten früherer Hass-, Neid- oder Rachegefühlen, die darin gespeichert sind, ohne dass wir uns noch an die damit verbundenen Situationen erinnern. Sie können die Ursache von Krankheit sein (S. 99). Man bittet also Christus oder Gott, dass er den Bittenden von diesen Belastungen befreien möge.

Taniguchi verweist darauf, dass ein negatives Gefühlserlebnis auch dann Krankheiten nach sich ziehen kann, wenn der oder die Betreffende sachlich im Recht ist, völlig schuldlos daran ist. „Die Auswirkungen einer Gefühlsaufwallung sind unabhängig von der moralischen oder juristischen Rechtslage". Geraten wir wegen der ungerechten Behandlung in Zorn gegenüber dem Schädiger, „dann hat dieser Zorn eine die Seele vergiftende Wirkung, ganz gleich, ob dieser Zorn berechtigt ist oder nicht" (S. 108).

Taniguchi lehrt, „wenn wir krank werden, sollten wir zurückschauen und darüber nachdenken, ob wir nicht gegen jemanden Hass, Neid, Verachtung oder ähnliche negative Gefühle haben aufkommen lassen". Zu diesen krankmachenden Gefühlen gehören auch Unzufriedenheit, Enttäuschung und Angst vor jemandem" (S. 107). Wir sollten eine Inventur unseres Negativen machen, also auch unsere negativen Eigenschaften anschauen und eine Änderung einleiten. Nachstehend eine Liste möglicher negativer Eigenschaften, ohne

Eigenschaft	Gehört zu mir?
Lieblosigkeit	
Egoismus	
Gleichgültigkeit gegenüber Mitmenschen	
Urteilen über andere, schlecht reden über sie	
Verurteilen anderer	
Abwerten anderer	
Belehren wollen	
Missionieren wollen	
Rechthaben wollen	
Besserwisserei	
Fehlende Sanftmut	
Ungeduld	
Aggressionsneigung	
Eigenwille	
Ängste	
Neugierde	
Neid / Missgunst	
Wut / Zorn	
Hass	
Groll / Arger über andere	
Geltungsbedürfnis	
Hochmut / Überheblichkeit	
Resignation	

Anspruch auf Vollständigkeit. Eifersucht ist z.B. eine zerstörerische Kraft. Sie will den Nächsten besitzen, ihn an sich binden und ihm somit den freien Willen nehmen.

Diesen Ratschlag von Taniguchi fand ich sehr gut und habe ihn umgehend umgesetzt und die Inventur niedergeschrieben. Es war zunächst nicht einfach, mich mit allen meinen negativen Eigenschaften und Verhaltensweisen wie in einem Spiegel anzuschauen. Je öfter ich es las und mich bemühte, meine Verhaltensweisen zu ändern, umso mehr stellte es mich zufrieden. Ich übergab immer wieder Gott diese Inventur meines niederen Menschlichen und bat um Vergebung. Taniguchi schreibt: „Wir sollten nicht versuchen, unser irriges Denken und Fühlen vor uns selber zu beschönigen oder gar zu verteidigen. Tun wir das nämlich, behalten wir die Krankheits- oder Leidensursache in uns, und wir können nicht gesunden" (S.110).

Die Ratschläge von Taniguchi brachten mich ein gutes Stück voran in Bezug auf meine geistige Heilung. Die übermäßig trockene Haut auf Kopf und Schläfen war verschwunden. Die Hornhaut an den Fußsohlen war weitgehend weg. Mein Körper brauchte nicht mehr an allen Stellen meiner Haut Cortison und auch das nicht mehr jeden Tag.

Beseitigung von Ödemen

Ich hatte im Krankenhaus bei der Behandlung meiner Wundrose am Schienbein von einem Bettnachbarn den Rat erhalten, meine Füße und Beine mit dem Gerät „Drainastim Pro" zu behandeln. Es ist nicht gerade billig (Sonderpreis 178,00 €), aber außerordentlich wirksam. Siehe Foto. Nach einigen Wochen, waren meine Füße und Beine wieder schlank, wie es die Werbung für dieses Gerät versprochen hatte. Man setzt barfüßig die Füße auf das Drainastim Pro, stellt AUTO, Modus Sole und die Intensität ein. 25 Minuten sind voreingestellt. So einfach ist es.

Das französische Gerät ist technisch nicht von hoher Qualität. Schon nach kurzer Zeit war die Anschlussbuchse für das Netzteil kaputt. Das konnte ich reparieren. Einige Zeit später verabschiedete sich die Fernbedienung. Andere Produkte dieser französischen Firma waren bei mir nicht wirksam. Man kann innerhalb 90 Tagen zurücksenden – mit hohen Portokosten nach Luxemburg -, aber nur einen Artikel pro Jahr!!

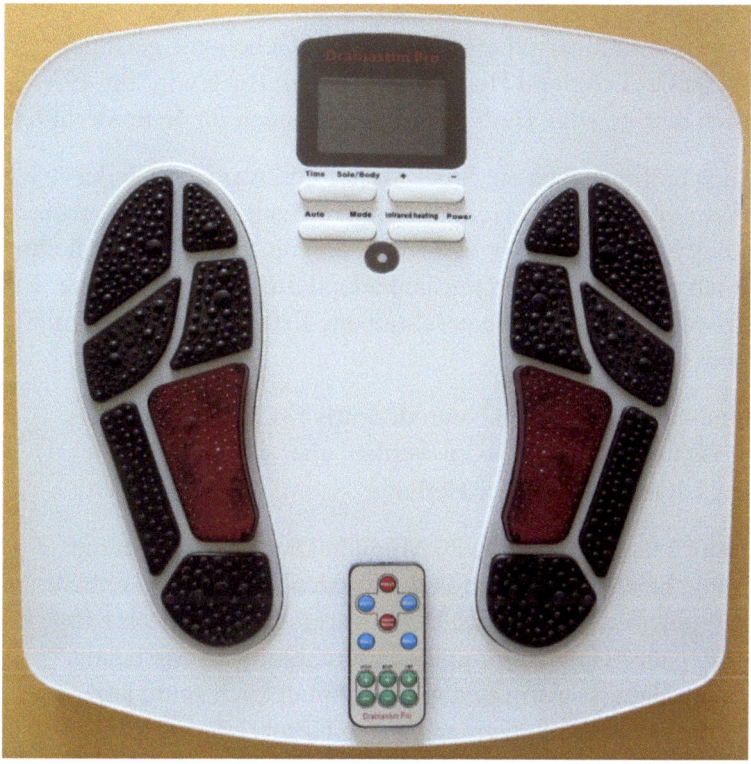

Meine Wundrose war offenbar eine Fügung Gottes, weil ich zu dem Buch von Taniguchi zurückfand und im Krankenhaus den Rat erhielt, mit dem Drainastim Pro meine Ödeme zu beseitigen.

Damit war ich aber noch nicht zufrieden. Es musste mehr Heilung möglich sein.

Mir fiel ein, dass ich vor einer Reihe von Jahren bei Amazon ein Buch mit dem Titel „Heilung ganz ohne Medikamente" gesehen hatte, aber damals nicht kaufen wollte. Jetzt wollte ich es kaufen, aber ich fand es nicht mehr. Stattdessen fand ich ein anderes Buch über geistige Heilung.

Ich besorgte mir antiquarisch das Buch: „Das Geheimnis geistiger Heilung" von Dr. Leonhard Hochenegg. In dem Buch wird für 49 Krankheiten eine geistige Heilung aufgezeigt, auch für Neurodermitis.

Dieses Buch half mir noch ein Stück weiter und war letztlich der Schlüssel zur vollständigen Heilung. In dem Buch wird beschrieben, wie sich eine Frau innerhalb von 8 Monaten von Neurodermitis heilte. Das kann ich auch, dachte ich mir und adaptierte die beschriebene Vorgehensweise für mich. Die beschriebene Erfahrung erschien mir logisch und machte mir Mut.

Die im Buch beschriebene an Neurodermitis Erkrankte hatte alles Mögliche versucht, um gesund zu werden, aber ohne Erfolg. Sie versuchte es dann mit geistiger Heilung.

In täglichen Übungen von etwa 20 Minuten Dauer ging sie in die Entspannung, bejahte, glücklich und zufrieden zu sein mit Freiheit von allen Problemen, bejahte die Durchwärmung des ganzen Körpers und dass die ganze Haut warm und gut durchblutet ist. Sie bejaht „meine ganze Haut ist warm und gut durchblutet, ich spüre jetzt, wie kosmische Heilkraft durch meinen ganzen Körper strömt, und im Licht der kosmischen Heilkraft heilt auch meine Haut, meine Haut spürt die angenehme Wärme, diese angenehme Wärme und Ruhe lasse ich einwirken, 20 Minuten lang wirken diese Gedanken ein, und kosmische Heilkraft durchströmt meinen Körper vom Scheitel bis zur Sohle, in diesem Zustand vollkommener Ruhe heilt meine Haut vollkommen aus". Sie bejaht ruhig und gelassen zu sein, in Frieden und in Harmonie zu sein. „Ich genieße mein Leben, und ich freue mich, dass göttliche Heilkraft meine Haut wieder gesund macht" (S.120). Sie reckt sich und streckt sich, um aus dem Zustand tiefer Ruhe rauszukommen und bejaht, sich wohlzufühlen. Diese Übung machte sie 8 Monate lang und war danach vollkommen gesund ohne jeglichen Juckreiz.

Als ich diesen Bericht gelesen hatte, dachte ich mir, das kann ich auch. Anfangs hielt ich mich in etwa an die vorstehend beschriebene Vorgehensweise, um dann aber meinen eigenen, ähnlichen, Weg zu gehen mit einer bildhaften Vorstellung. Bilder sind stärker als Worte.

Ich verzichtete auf die Bejahung der Wärme, ging aber in Selbsthypnose, weil in diesem tranceähnlichen Zustand Affirmationen vom Unterbewusstsein besser aufgenommen werden. Um in Trance zu kommen, also einen Zustand tiefster Entspannung, kann man sich auch vorstellen, ein Ölfleck zu sein, der sich in alle Richtungen ausdehnt, so las ich es in einem Buch über Selbsthypnose. Das funktioniert wunderbar.

Anfangs hatte ich mich programmiert mit den Worten/Gedanken: „Göttliches, strahlenden und heilendes Licht durchstrahlt meinen Lichtkörper von Kopf bis zu den Füßen und heilt alle Zellen, Organe, Gewebe, Glieder und Haut. Ich muss mich nicht darum kümmern!".

Später wählte ich eine andere Programmierung. Ich bejahte: „ich bin vollkommen gesund aus Gottes Licht und Kraft" und hüllte meinen Körper in göttliches Licht. Was ist dieses göttliche Licht, wie sieht es aus? Es ist eine bildhafte Vorstellung von einem weißen Licht, das den ganzen Körper durchstrahlt. Göttliches Licht ist die höchste Energie im Universum.

Ich hatte gelesen, dass man sich dieses göttliche Licht so vorstellen soll, wie das strahlende Licht, das von frischem Schnee ausgeht, auf das die Sonne strahlt. Stattdessen kann man sich auch das glänzende Licht vorstellen, das von Wasser ausgeht, auf das die Sonne strahlt. In beiden Fällen sieht man ein sehr stark strahlendes Licht, das man in Bezug auf seine Farbe schlecht beschreiben kann, weil es fast keine Farbe hat. Nach dem Ende der geistigen Behandlung danke ich Christus für die Stille, die Ruhe und die Entspannung, den inneren und äußeren Frieden und danke Gott für meine gute Gesundheit. Dann zähle ich mich aus der Selbsthypnose heraus.

In meiner Ungeduld wandte ich etwa 6 Wochen lang auch eine Organansprache an, was in Büchern empfohlen wird. Mein weitgehend aus einem Buch übernommener Text war:

„Meine liebe Haut, erwache aus dem Schlummer und erfülle getreu die dir übertragene Aufgabe. Gib meinem Körper Schutz und scheide auch aus. Deine Aufgabe ist, dass meine Haut gesund und robust ist. Erfülle, was dir der Allmächtige auferlegte." Das sagte ich ca. 7 Minuten lang.

Dann kam der 2. Text auch mindestens 5 Minuten lang: „Du bist nun aus deinem Schlummer erwacht. Ich danke dir, dass du dich nun für die Heilwellen vorbereitet hast, um diese aufzunehmen. Göttliche Heilwellen durchstrahlen meine Haut vom Kopf bis zu den Füßen und heilen alle Zellen und Gewebe meiner Haut. Ich brauche mich nicht darum zu kümmern."

Die Organansprache hatte bei mir nur wenig Wirkung, weil ich einen Text sprach bzw. dachte, der nicht gänzlich von mir war. Ich war dann nicht mehr überzeugt davon und wechselte also wieder zu der schon beschriebenen Vorgehensweise zurück. Aus früher genutzten Glaubensheilungen wusste ich, dass man seinem Körper auch befehlen solle, gesund zu sein, also zu sagen: „Mein Körper möge gesund sein." Aber das funktioniert auch nur, wenn man alles erkannte Sündhafte mit Bereuen und Vergebung in Ordnung gebracht hat. Ich fand diesen Befehl an den Körper nützlich.

Nachdem ich mich mehrere Monate täglich etwa 25 bis 30 Minuten auf die beschriebene Weise behandelt hatte, brauchte ich kein

Cortison mehr. Meine Haut war frei von Neurodermitis und frei von Hautjucken. Mein Ziel war immer, frei von der Einnahme chemischer Medikamente zu sein, die immer ungünstige bis schädliche Nebenwirkungen haben. Das wurde erreicht.

Den Weg der geistigen Heilung kann jeder gehen, der Gott liebt und bemüht ist, seinen Willen zu tun. Die geistige Heilung ist da erfolgreich, wo Patienten von der Schulmedizin austherapiert sind.

Man kann die geistige Heilung bei allen Krankheiten anwenden, wenn man die schon beschriebenen Grundbedingungen erfüllt.

Die Wunderheilungen von Lourdes

"Von mehreren tausend Heilungen in 150 Jahren wurden nur 65 Heilungen als "Wunder" bestätigt", zitiert aus "Die Wunder von Lourdes", von Alfred Läpple, Pattloch Verlag. Eines der herausragenden Wunder ist die Heilung der Marie Birè, Seiten 100-102. Die Frau war auf beiden Augen erblindet, der gesamte Sehmechanismus war unheilbar zerstört. In Lourdes, nach den Riten, rief sie plötzlich: Ich sehe. Sie konnte kleinsten Druck lesen, auch gut in Entfernung sehen. Die Untersuchung von 10 Ärzten zeigte, "die Sehkraft der Augen war normal und scharf, obwohl die Atrophie des Sehnervs nicht behoben war (erst einen Monat später war jede Spur einer papillaren Atrophie verschwunden und der Sehnerv wieder hergestellt." Sie konnte nach dem "Wunder" sehen, obwohl es theoretisch nicht möglich war! Das zeigt, wie der "GEIST" heilen kann.

Die Botschaft des Körpers

Mit einer Krankheit will unser Körper uns sagen, dass er Hilfe braucht. „Hinter den äußeren Auslösern der Krankheiten stehen als eigentliche Ursachen geistig-seelische Fehlhaltungen der Menschen selbst. Kurz gesagt: ein positiv gestimmter, glücklicher und sich des Sinns seines Lebens bewusster Mensch wird schwerlich krank und leichter gesund, es sei denn, seine Seele benötigt die Krankheit noch für einen Lernzweck. Aber: warum sollten wir nicht lernen können, ohne krank werden zu müssen?" zitiert aus dem Buch von Dr. med. Manfred Doepp: „Medizin der Bergpredigt – Eine Ganzheitsmedizin, Die Sprache unserer Organe", S. 7.

Doepp schreibt weiter auf Seite 8: „Die kürzeste Formulierung lautet: Liebe heilt, die zum anderen, die zu sich selbst. Die Liebe beinhaltet Harmonie in den Empfindungen, Gedanken, Worten und Handlungen.

Wie können wir das erreichen? Der goldene Weg ist der der Bergpredigt. Dazu bedarf es der Selbsterkenntnis, des Annehmens, des Bejahens und der Konfliktbereinigung durch Vergebung und Um-Vergebung bitten. Die gelebte Bergpredigt ist gleichzeitig der Weg zur Heilung des Körpers und zum Heil der Seele. Wenn wir beginnen, in jedem Menschen und in allem Negativen das Positive zu sehen, ist der erste Schritt getan."

Jede Krankheit ruft uns auf, Bilanz zu machen und festzustellen, welche Fehlhaltungen vorliegen und welche Veränderungen wir vornehmen sollen. Nehmen wir die notwendige Veränderung vor, ist die Krankheit nicht mehr notwendig und kann durch die Selbstheilungskräfte des Körpers geheilt werden.

Außer dem Buch von Doepp gibt es noch andere Bücher zur Sprache der Organe.

Zu diesem Thema erinnere ich noch an die Weisheit der Esoterik. Für Problem-Situationen gilt: "love it, change it or leave it".

Deutsch ausgedrückt: liebe es, nimm es an, akzeptiere es; wenn du es nicht annehmen kannst, ändere es, oder wenn du es weder lieben noch ändern kannst, verlasse diese Situation (z.B. Kündigung des Jobs, Auflösung der Partnerschaft und ähnlich. Dr. Doepp auf Seite 27: „Eine sinnlose Auflehnung, eine chronische Abwehrhaltung stresst das Immunsystem, bis es überschießend oder abwegig reagiert und eventuell später zusammenbricht."

Die nachstehende Grafik zeigt die Entstehung von Krankheiten aus Sicht der Psychoneuroimmunologie auf.

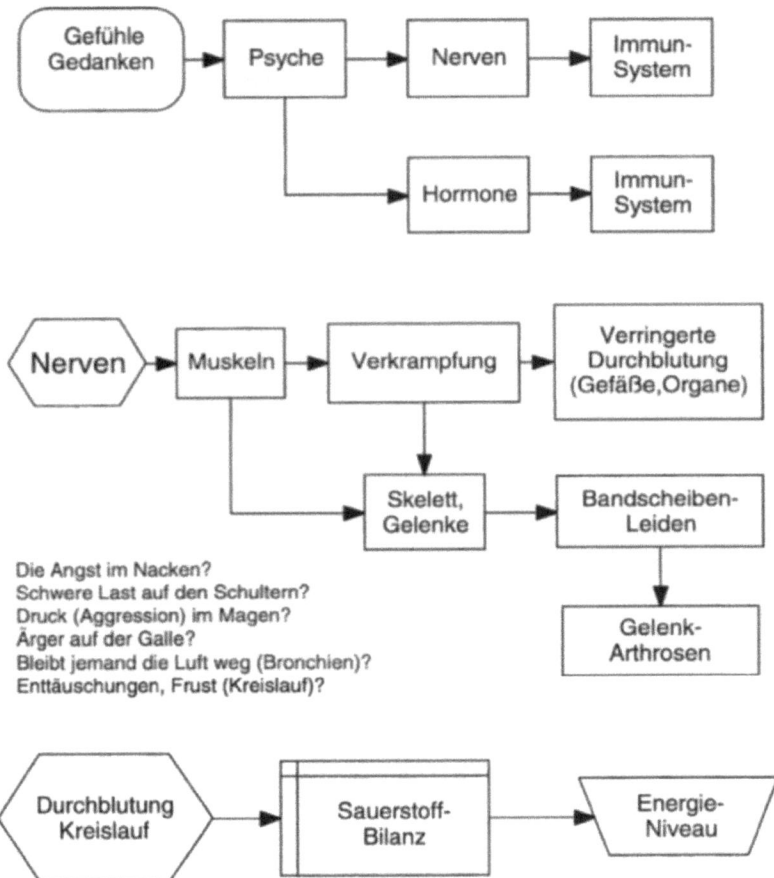

Die Angst im Nacken?
Schwere Last auf den Schultern?
Druck (Aggression) im Magen?
Ärger auf der Galle?
Bleibt jemand die Luft weg (Bronchien)?
Enttäuschungen, Frust (Kreislauf)?

Einflussursachen psychoneuroimmunologisch auf die Entstehung von Krankheiten

92

EPILOG

Oft genug habe ich mich gefragt, wie ich mir und eventuell auch anderen Menschen das Wirken oder die Wirkungsweise Gottes erklären kann. Ich kam zu keinem zufriedenstellenden Ergebnis.

In einer Versuchsanordnung fand der Wissenschaftler Dr. Klaus Volkamer heraus, dass sich eine im Vakuum gewogene Energie über eine gewisse Zeit automatisch vergrößern kann. Das Ergebnis widerspricht der Aussage der herkömmlichen Naturwissenschaft, dass Energie nicht verloren geht, sondern sich nur umwandelt, sich aber auch nicht vermehren kann.

Volkamer kam zum Ergebnis, dass wir von unsichtbaren feinstofflichen Feldern umgeben sind, die Bewusstsein haben. (zitiert nach: Dr. Klaus Volkamer „Der feinstoffliche Körper und seine universelle Verschränkung)".

Wir können vermuten, dass diese feinstofflichen Felder mit Bewusstsein, mit dem Bewusstsein aller Menschen, Tiere, Pflanzen, Mineralien, Steinen und den Elementen der Natur (auch mit Molekülen und Elektronen) vernetzt sind.

Gott und die Geistwesen im Himmel könnten in dieses vernetzte Bewusstsein der feinstofflichen Felder einstrahlen. Dann haben wir plötzlich eine Idee, einen Einfall, wie wir ein Problem lösen können. Oder ein uns nahestehender Mensch oder sogar ein Gegner lässt uns durch seine Bemerkungen oder sein Handeln erkennen, was wir tun sollten, um unser Problem zu lösen.

Wie wenig wir wissen oder wie wenig wir verstehen, sollen folgende Aussagen aus dem Buch „Bleep" der Autoren William Arntz, Betsy Chasse und Mark Vicente zur Quantenphysik verdeutlichen:

„Teilchen können sich an zwei oder mehr Orten gleichzeitig aufhalten. Ein Experiment stellte fest, dass sich ein Teilchen an bis zu 3.000 Orten gleichzeitig aufhalten konnte."

Laut Bleep heißt es, dass „der Energiegehalt mit feineren Ebenen der Materie zunimmt. Ein Kubikzentimeter leerer Raum (ca. Größe einer Murmel) enthalte mehr Energie als die gesamte Materie des bekannten Universums."

Was sagen diese Aussagen mir als dem Normalbürger? Ich erkenne nur, dass ich von höheren Kräften nichts weiß und sie auch nicht verstehe.

Wissenschaftler stellen fest, dass laufend neue Universen entstehen und andere Universen im schwarzen Loch verschwinden. Es fragt sich keiner, wer diese Vorgänge, die ungeheure Mengen an Energie und an Zielgerichtetheit erfordern, steuert und durchführt. Ist es Gott oder noch eine Kraft, die größer als Gott ist? Wir haben aber Gott definiert als die größte Kraft im Universum, ausgestattet mit Allmacht.

Andererseits lesen wir oft von den Gesetzen oder Gesetzmäßigkeiten Gottes. Wir können mit diesen Gesetzmäßigkeiten leben und von der Hilfe und Führung Gottes Gebrauch machen. Wir können uns aber auch gegen diese Gesetzmäßigkeiten verhalten. Was wird das Ergebnis sein? Wir erleiden unser persönliches Schicksal, das letztlich eher ein „Machsal" ist, weil nicht das Schicksal etwas schickt, sondern weil wir es selbst machen, was uns leidvoll trifft. Gott straft niemals. Strafen wir uns also selber?

In Gottes Universum gibt es keinen Zufall und auch keine Zufälle. Die östlichen Religionen sprechen von Karma, das für unser "Machsal" verantwortlich ist. Wir nennen es auch das Kausalgesetz, das Gesetz von Ursache und Wirkung. Die Bibel nennt es „was wir säen, werden wir ernten". Das bedeutet, alles Negative und Böse, aber auch alles Gute, was von uns ausgeht, fällt wieder auf uns zurück. Man sollte daher besser darauf verzichten, anderen Menschen Ungutes zu wünschen, sie abzuwerten, sie zu verurteilen, sie zu beschimpfen oder ihnen Nachteile zuzufügen.

In Matthäus 7,12 lesen wir die Goldene Regel: „Alles, was ihr also von anderen erwartet, das tut auch ihnen". Die Volksweisheit nennt es: „Was du nicht willst, dass man dir tu', das füg auch keinem anderen zu". Es wird auch die „Goldene Regel" genannt.

Erleiden wir am Ende nicht eine Art Gruppenschicksal, wenn wir im Gleichklang mit vielen anderen Menschen uns gegen Gottes Gesetze verhalten?

In der von Menschen gemachten Welt gibt es schwarz und weiß und es gibt eine Grauzone. Im Verhältnis der Menschen zu Gott gibt es diese Grauzone nicht. In Matthäus 6,24 heißt es: „Niemand kann zwei Herren dienen; er wird entweder den einen hassen und den andern lieben, oder er wird zu dem einen halten und den andern verachten. Ihr könnt nicht beiden dienen, Gott und dem Mammon." Gemäß Matthäus 12,30 sagte Jesus: „wer nicht für mich ist, der ist gegen mich; wer nicht mit mir sammelt, der zerstreut."

Jeder Mensch steht täglich vor der Entscheidung. Ist er für Gott oder gegen Gott? Ist er für Gott, so kann ihm das Gebet, die Zwiesprache mit Gott helfen, sein Leben besser zu gestalten. Ist er gegen Gott, eine Grauzone dazwischen gibt es nicht, so muss er am Ende das erleiden, was er verursacht hat, gegen Menschen, Tiere und die Natur, und was nicht vergeben wurde. So kommt es dann auch zur Krankheit.

Die vorstehende Schlussfolgerung mag uns nicht gefallen. Wir können sie ausblenden. Aber damit ist die Gesetzmäßigkeit mit ihrer Wirkung nicht verschwunden.

Gott möchte, dass wir glücklich sind. Tun wir das, was er dafür von uns erwartet!

BÜCHER VON GEORGE CURTISIUS

September 2022: **Gebet und Heilung – Psychische und geistige Heilung,** Erfahrungsberichte zum Gesundwerden

2020 erschien von George Curtisius sein Buch:
„Das FBI gegen Gebetsterrorismus – Eine Crime Story um Vergebung und Verdammnis"
Eine fiktive Story. Die geistige Welt will, dass für eine begrenzte Zeit in allen Bewohnern der USA das nicht vergebene Sündhafte sich als Schmerzen und Krankheit auswirkt, dass Gruppen von Menschen dafür beten. Immer mehr Menschen werden krank, die Wirtschaft ist am Zusammenbrechen. Nur die Vergebung heilt. Reverends lehren im Auftrag der Himmel die Vergebung. Das FBI sucht und jagt die betenden Gruppen als Verursacher der Krankheiten.

Dezember 2014 veröffentlichte George Curtisius sein Buch:
„Diktatur des Kapitals – Vision eines modernen Sozialismus".
Das kleine Buch mit 92 Seiten besteht aus drei Teilen. Zuerst wird die Diktatur des Kapitals beschrieben und wie sie sich auswirkt. Unsere Regierungsform ist eine Schein-Demokratie. Moral und Sitten sind verkommen.
Teil 2 beschreibt das Scheitern der DDR mit ihrem Sozialismus und die Gründe dafür.
Teil 3 entwickelt die Vision eines Sozialismus ausgehend von alten Vorstellungen hin zu einem modernen Sozialismus mit Freiheit, Frieden, Gerechtigkeit und weitgehender Gleichheit der Lebensverhältnisse für alle Bürger, Arbeitsplatzgarantie und sozialer und persönlicher Sicherheit. Alle Bürger leben in einem bescheidenen Wohlstand. Es gibt keine Armut.